நீரிழிவுக்கு நிரந்தர தீர்வு!

நீரிழிவை தடுக்க, நிறுத்த, திருப்புவதற்கான வழிகள்...

டாக்டர் கே ஆர் சரவணன்
MBBS

எல்லாம் கொடுத்த இறைவனுக்கும், என்னையும் என்னுள் இருக்கும் மருத்துவனையும் ஈன்றெடுத்த என் பெற்றோருக்கும், சகோதரர்கள், உறவினர்கள், நண்பர்களுக்கும், எனக்கு கற்றுக்கொடுத்த ஆசிரியர்களுக்கும், வாழ்க்கைத்துணையாக இருக்கும் என் மனைவிக்கும், என் மகன்களுக்கும் இந்த புத்தகத்தை சமர்ப்பிக்கிறேன்.

பொருளடக்கம்

பொருளடக்கம்

முன்னுரை

ஒரு சாதாரண குடும்பத்தில் பிறந்த நான் மருத்துவர் ஆனது எப்படி? என்ற கதையை பார்க்கலாம். சிறு வியாபாரம் செய்யும் தந்தைக்கு மகனாக பிறந்து வளர்ந்த நான் நன்றாக படிக்கும் மாணவனாகவும், மிக அமைதியானவனாகவும் வளர்ந்தேன். நன்றாக படிக்கும் திறமையை பார்த்த என் தந்தை என்னை மருத்துவராக்க வேண்டும் என்று கனவு கண்டார். நான் படிக்கும் போது மிகவும் கவனமாகவும் கட்-டுக்கோப்பாகவும் படிக்கும் மாணவனாக இருந்தேன். வெறும் மதிப்பெண்கள் மட்டும் என் குறிக்கோளாக இல்லாமல் அனைத்தையும் புரிந்து கொண்டு படிப்பவனாக திகழ்ந்தேன். எனக்கு பாடம் எடுத்த ஒவ்வொரு ஆசிரியருக்கும் நான் நன்றிக்கடன் பட்டுள்ளேன். என் கணக்கு ஆசிரியருக்கு என்னை இந்த அளவு வளர்ச்சி அடைய செய்ததில் மிகப்-பெரிய பங்கு உண்டு. 10ஆம் வகுப்பில் பள்ளியில் முதல் மாணவனாக வந்தேன். பத்தாம் வகுப்பு வரை சாதாரண மெட்ரிகுலேஷன் பள்ளியில் படித்த என்னை 11ஆம் வகுப்-பில் இன்னும் ஒரு நல்ல பள்ளியில் சேர்க்க வேண்டும், அப்போது தான் மருத்துவராக முடியும் என்று தெரிந்து கொண்ட என் அப்பா மதுரையிலேயே மிக சிறந்த பள்ளி-யில் சேர்த்து விட்டார். அந்த பள்ளியில் எல்லாரும் நன்-றாக படிக்கும் மாணவர்களாக இருந்ததால் முதல் ரேங்க் எடுக்க முடியவில்லை; எனினும் ஓரளவு நன்றாக படித்து +2 முடித்த எனக்கு கட் ஆஃப் மதிப்பெண் மருத்துவம் சேரும் அளவு வரவில்லை. ஏதாவது வேறு வழி இருக்கிறதா என்று தேடிக்கொண்டே இருந்தோம். "மனம் இருந்தால் மார்க்கம் தானாக அமையும்" என்பது போல 'இம்ப்ரூவ்மென்ட்' என்-னும் கோர்ஸ் செய்து +2 மற்றும் நுழைவுத் தேர்வை திரும்ப எழுதி cut ஆஃப் மதிப்பெண்ணை அதிகப்படுத்தலாம் என்று என் பள்ளி ஆசிரியர் ஒருவர் யோசனை கூறவே ஒரு வரு-டம் தவம் இருப்பது போல, வெளியூர் சென்று 'கட் ஆஃப்'

ஏற்றி ஒரு வழியாக மருத்துவ படிப்பு என்னும் கனவு நிஜம் ஆகும் தருணம்; "கிராமப்புற ஏழை மாணவர்கள் நலன் கருதி 'இம்ப்ரூவ்மென்ட்' மற்றும் நுழைவுத் தேர்வு ரத்து" என்னும் செய்தி எனக்கும் என் அப்பாவுக்கும் பேரிடியாக அமைந்தது.

நீதிமன்றம் நாடுவது என்று முடிவு செய்து நீதிமன்றம் நோக்கி பயணிக்கும் போது என்னிடம் என் அப்பா "மருத்-துவம் கிடைக்கவில்லை என்றால் வேறு என்ன படிப்பில் நாட்டம்?" என்று கேட்டதற்கு பதில் தெரியாமல் துக்கம் தொண்டையை அடைத்தது. எனினும், 'பாராமெடிகல், பயோமெடிக்கல்' என்று சில கோர்ஸ்கள் உள்ளன என்பது கேள்விப்பட்டு எப்படியாவது மருத்துவ துறையில் தான் சேர வேண்டும் என்று உறுதியாக இருந்தேன். அது எப்படி எழு-திய தேர்வை ரத்து செய்ய முடியும்? என்பது எங்களுக்கு மட்டும் நியாயமாக தெரியவில்லை; நாம் நீதி கேட்டு தேடி சென்ற நீதிமன்றத்திற்கும் நியாயமாக தெரிந்தது. ஒரு வழி-யாக மருத்துவம் சேர்ந்து ஓரளவு நன்றாக படித்து மருத்துவ-ரானேன். முதல் வருடம் மிக கடினமாக இருந்தது. இரண்-டாம் வருடம் அதை விட கடினமாக இருந்தது. பிறகு அதுவே பழகிவிட்டது ;). புத்தகமே தலையணையாய், இரவு பகல் பாராமல் தேர்வுகளை கடந்து நல்ல மதிப்பெண்கள் பெறவில்லை என்றாலும் தேர்ச்சி பெறும் அளவு மதிப்பெண்-கள் பெற்று கடைசி வருடம் முடித்த பின், "அப்பாடா!" என்று மூச்சி விடுவதற்குள் - 'ஹவுஸ் சர்ஜன்' எனப்ப-டும் ஒரு வருட பயிற்சி ஆரம்பமானது! "என்ன அப்ப-டியே படித்ததை நடைமுறை படுத்தவேண்டும் அவ்வளவு தானே, அது எளிது தானே!" என்று ஆரம்பித்தேன். ஒவ்-வொரு ஆரம்ப சுகாதாரமாய் போஸ்டிங் என்று ஊர் ஊராக சென்று கிராம மக்களுக்கு சிகிச்சை அளிக்க வேண்டும் என்றனர். அந்த கால கட்டத்தில் தான் இந்த "ஏட்டுச்-சுரைக்காய் கறிக்கு உதவாது" என்றால் என்ன என்பதன் அர்த்தம் அனுபவப்பூர்வமாக புரிந்தது. நோயாளி என்ன

தொந்தரவு சொன்னாலும் அங்கே இருக்கும் 4-5 மாத்திரை-கள் தான் கொடுக்க வேண்டும். அதிலும் ஒரு கிராமத்தில் வருகின்ற எல்லா நோயாளிகளுக்கும் ஒரு வைட்டமின் ஊசி (பி complex) ஒரு வலி நிவாரணி ஊசி (diclo) போட்-டால் தான் வெளியே போவார்கள் அங்கே வரும் வெளி நோயாளிகள் LOL.

பிறகு பெரிய ஆஸ்பத்திரி எவ்வளவு பெரிது என்பது ஆபரேஷன் தியேட்டர்க்கும் இரத்த வங்கிக்கும் அலையும் போது தான் தெரிந்தது. வேலைக்கு போகாத பெண்களை 'ஹவுஸ் வொய்ப்' என்று சொல்வார்கள், ஆனால் அவர்கள் தான் வீட்டில் அனைத்து வேலைகளையும் பார்ப்பார்கள்; அதே போல இந்த 'ஹவுஸ் சர்ஜன்' எனப்படும் ?டாக்டர் தான் ஒரு வார்டில் மிக அதிக வேலைகளை பார்க்க வேண்டி வரும். ஒரு புது நோயாளி வந்ததும் அவருக்கு நரம்பு (ரத்த நாள) ஊசி போட்டு ரத்தம் எடுத்து, அவர்க்கு தேவையான ஊசி மருந்துகள் செலுத்தி, 'குளுகோஸ் பாட்-டில்' ஆரம்பித்துவிட்டு, எடுத்த ரத்த மாதிரியை ஒரு சின்ன 'பாட்டிலில்' அடைத்து ஒரு வெள்ளை 'பாண்டேஜ்' ஒட்டி பெயர் எழுதி இந்த முக்குல இருக்கும் வார்டில் இருந்து அந்த முக்கில் இருக்கும் 'லேப்'க்கு எடுத்து செல்ல வேண்-டும்; ஏற்கனவே கொடுத்த ரத்த மாதிரிகளின் 'ரிபோர்ட்ஸ்' எடுத்துக்கொண்டு திரும்ப வார்டு வர வேண்டும். இதில் என்ன கொடுமை என்றால் அந்த ரத்த பாட்டில், வெள்ளை பாண்டாஜ் எல்லாம் உடனே கிடைக்கலாம் அல்லது கிடைக்காமல் வார்டு வார்டாக அலைந்து பின்னும் கிடைக்-கலாம். காலை மாலை என்று வரிசையாக எல்லா நோயா-ளிகளுக்கும் ஊசி போடுவது, ஸ்கேன் ஏதாவது எடுக்க வேண்டும் என்றால் நோயாளிகளுடன் வார்டில் இருந்து ஸ்கேன் அறைக்கு செல்வது, யாருக்காவது ரத்தம் தேவைப்-பட்டால் தொலை தூரம் இருக்கும் ரத்த வங்கி சென்று ரத்-தம் வாங்கி வருவது; இதில் என்ன விசேஷம் என்றால் எதாவது அவசரத்துக்கு தேவைப்படும் போது 'வார்டு பாய்' எங்கு உள்ளார் என்று தேடுவதிலேயே பாதி நேரம் முடிந்து

விடும். அதனால் சில சமயம் அவருடைய வேலையும் சேர்த்து பார்க்க வேண்டி வரும். அதிலும் வாரம் ஒரு முறை 24 மணிநேரம் "அட்மிஷன் டூட்டி" என்று ஒன்று வரும்; அது 24 மணி நேரமா? என்றால் அதுவும் இல்லை 28-30 மணி நேரம் வரை நீளும். ஆக ஒரு வார்டில் 'வார்டு பாய், செவிலியர், லேப் டெக்னீசியன்' செய்யும் எல்லா வேலை-களையும் செய்வதால் 'சகலகலா டாக்டர்' இந்த 'ஹவுஸ் சர்ஜன்' தான். அப்ப மருத்துவராக பயிற்சி? அது நாமாக செய்தால் தான் உண்டு. இந்த வேலைகளை செய்த அலுப்-பில் பெரிதாக எதையும் கற்றுக்கொள்ள முடியவில்லை என்-பதே கசப்பான உண்மையாக இருந்தது. ஆனால் இந்த ஒரு வருடம் தந்த அனுபத்தின் மதிப்பு வெளியே சென்ற பின் தான் தெரிந்தது! ஒரு வழியாக கனவு நிறைவேறியது. மருத்துவராக வெளியே வந்தேன். மருத்துவர் ஆனதால் சமுதாயத்தில் மிக பெரியவனாக மதிக்கப்படுவேன்; உடனே வேலை கிடைக்கும்; எல்லாம் நன்றாக அமையும்! என்று நினைத்து இருந்தேன்.

ஒவ்வொரு மருத்துவமனையாய் ஏறி இறங்கி வேலை கிடைக்கவே இரு மாதங்கள் ஆகி விட்டது. 'வெறும் எம் பி பி எஸ் தானா? என்று போகும் இடமெல்லாம் கேட்க நேரிட்டது. மேற்படிப்பு படிக்க நுழைவு தேர்வு அவசியம்; நுழைவு தேர்வு கடக்க கோர்ஸ் முக்கியம் என்று பணம் கட்டி வார இறுதி நாட்களில் கல்யாண மண்டபங்களில் (வகுப்புகள் நடக்கும் இடம்) தஞ்சம் அடைந்தேன். மருத்து-வர் ஆகி விட்டோம் எதுவும் மாறவில்லை; அடுத்து அடுத்து ஓடி ஓடி என்ன சாதிக்க போகிறோம் என்று "ஒரு வெற்-றிடம்" மனதில் தோன்றியது; "நுழைவு தேர்வுக்கு படிக்கி-றேன்" என்று காலம் ஓடியது. ஒரு பக்கம் மருத்துவமனை-யில் வேலை, மறு பக்கம் படிப்பு என்று இரண்டிலும் பெரிய வளர்ச்சி இன்றி சில வருடங்கள் அப்படியே கடந்தன. 'பார மிலிட்டரி' (துணை ராணுவம்)யில் ஒரு தற்காலிக வேலை கிடைக்கவே வெளியூர் சென்று அங்கே ஒரு 'மெடிக்-

கல் ஆபீசர்' ஆக பொறுப்பேற்று கொண்டேன். அங்கே கிடைத்த அனுபவங்கள் என்னை வேறு திசையில் மருத்துவத்தை எண்ணி பார்க்க செய்தது. இந்த 'மிலிட்டரி, பாரா-மிலிட்டரியில் இருப்பவர் எல்லாம் மிக ஃபிட்(fit) ஆக ஆரோக்கியமாக இருப்பார்கள் என்று தான் அது வரை என் எண்ணம் இருந்தது; அங்கே சென்று வேலை செய்யும் போது தான் தெரிந்தது அங்கே இருக்கும் பலருக்கும் எப்படி மக்களுக்கு பொதுவாக நோய்கள் வருகிறதோ அதே மாதிரி தான் வருகிறது. என்ன.. விகிதம் மட்டும் சிறிது குறைவு. நீரிழிவு நோய், ரத்த கொதிப்பு, உடல் பருமன் மற்றும் பல என்று பல நோயாளிகளை பார்க்க நேர்ந்தது. அங்கே பணி புரியும் ஆஃபீஸ்ர்களுக்கு "மன உளைச்சல் எப்படி நிர்வகிப்-பது?" (Stress management)வகுப்பு எடுக்கும் வாய்ப்பு கிடைத்தது. அந்த வகுப்புகள் எடுக்க எடுக்க எனக்குள் பல கேள்விகள் எழ தொடங்கின; நாம் பார்க்கும் மருத்து-வம் சரியா? 'சுகர், கொலஸ்ட்ரால், பீபி, தைராய்டு' என்று எல்லாவற்றுக்கும் வாழ்நாள் முழுவதும் மாத்திரை சாப்-பிட சொல்வது சரியா? மன உளைச்சலாலும் தவறான வாழ்க்கை முறையினாலும் வரும் நோய்களை மருந்துகள் மூலம் எப்படி குணப்படுத்த முடியும்? போன்ற அடிப்படை கேள்விகள் எழுந்தன. என் மனதில் இருந்த வெற்றிடம் இன்னும் ஆழமானது.

பிறகு சில காலம் ஒரு மென்பொருள் நிறுவனத்தில் வேலைக்கு சேர்ந்தேன். அந்த கால கட்டங்களில் மேற்படிப்பு நுழைவுத் தேர்வுக்கு தயார் செய்து கொண்டு தான் இருந்-தேன்; எப்படி வருடா வருடம் மாலை அணிந்து மலை ஏறுவார்கள், அது போல வருடா வருடம் நுழைவுத் தேர்வு எழுதிக் கொண்டு தான் இருந்தேன். Prof பி எம் ஹெக்டே வீடியோ வை எனக்கு அங்கே பணிபுரியும் 'ப்ராஜெக்ட் மேனேஜர்' அறிமுகம் செய்தார்; அவர் மருத்துவத்தில் நடக்-கும் அனைத்து தொழில் லாபத்திற்காக செய்யும் தவறுகளை சுட்டிக்காட்டுபவர்; அவரின் புத்தகம் ஒன்றையும் வாங்கி படிக்க தொடங்கினேன். மருத்துவத்தின் சொல்லப்படாத

உண்மைகள் எல்லாம் தெளிவாக ஆரம்பித்தன. கடிவாளம் போட்ட குதிரை போல ஓடும் மருத்துவத்தின் அவல நிலை கண் கூடாக எனக்கு தெரிய ஆரம்பித்தது. ஆனால் அவற்றை எல்லாம் எப்படி முறை படுத்துவது என்று தெரி-யாததால் என் மனதில் இருந்த அந்த வெற்றிடம் அப்படியே தான் இருந்தது. அந்த மென்பொருள் ப்ராஜெக்ட் முடியும் தருவாயில் இருந்ததால் வேறு வேலை தேட ஆரம்பித்தேன். ஆன்லைனிலேயே மருத்துவம் பார்க்கும் ஒரு நிறுவனத்தில் இருந்து வாய்ப்பு கிடைத்தது.

அந்த நிறுவனத்தில் இணைந்து பணியாற்றத் தொடங்-கினேன். ஓரிரண்டு வருடங்கள் உருண்டோடியது. "டயாப-டீஸ் கேர்" என்னும் நீரிழிவு நோயாளிகளுக்கான பிரத்யேக ப்ரோக்ராமில் நான் ஒரு 'ஹெல்த் கோச்' ஆக நியமனம் ஆகும் வரை எல்லாம் சாதாரணமாக தான் சென்றது. நான் பல நாட்களாக நீரிழிவு நோய் போன்ற பல நாட்பட்ட வாழ்க்கைமுறை நோய்களை எப்படி கையாள வேண்டும் என்று கனவு கண்டேனோ.. அதே முறையில் கையாள படு-வதைக் கண்டு பிரமித்தேன். இந்த முறைகளில் நோயாளி-கள் மிகுந்த பலன் அடைவதை கண் கூடாக (virtual ஆக online முறையில்) பார்க்க நேரிட்டது. நீரிழிவு நோயை சரியான முறையில் எப்படி அணுகுவது என்பதற்கு எழு-தப்பட்ட சில புத்தகங்கள் படித்தேன். சரியான அணுகு-முறை தெரிய தெரிய அவற்றை நோயாளிகளுக்கு சொல்லி புரிய வைத்து அவர்கள் குணமாகும் சமயம் எல்லாம் என் மனதில் இருந்து கொண்டே இருந்த அந்த வெற்றிடம் மறைய ஆரம்பித்தது. இன்னும் நிறைய செய்ய வேண்டும் என்ற எண்ணமும் தோன்றவே அது உங்கள் கைகளில் தவழும் புத்தகமாய் மாறியிருக்கிறது.

என் கணக்கு ஆசிரியர் சொன்ன வார்த்தைகள் என் காதில் இன்றும் எதிரொலிக்கிறது "நீ எந்த துறையில் இருந்தாலும் எந்த படிப்பு எடுத்தாலும் ஒன்றை மட்டும் ஞாபகம் வைத்துக் கொள்! ஆழமாக புரிந்து படிக்க வேண்-

டும்; எடுத்துக்காட்டாக "தவளை நீரிலும் வாழும், நிலத்தி-லும் வாழும்" என்பதை "தவளை நீரிலும் வாழும் நிலத்தி-லும் வாழும், தவளை நீரிலும் வாழும் நிலத்திலும் வாழும்" என்று வெறும் மனப்பாடம் செய்யாமல் அது ஏன் நீரிலும் வாழும் நிலத்திலும் வாழும்? அதனுடைய தோல் அமைப்பு தான் அதற்கு காரணமா? வேறு என்ன காரணம்? என்று ஆராய்ந்து புரிந்து படிக்க வேண்டும்" எந்த துறையை எடுத்-தாலும் அதை பின்பற்று!" மகத்துவம் வாய்ந்த மருத்துவத்-துறையில் அதை பின்பற்றுவது மிக சரியான அணுகுமுறை தான் என்று தோன்றுகிறது.

இந்த புத்தகம் படித்தால் உங்கள் மனதில் உள்ள (இருந்தால்) வெற்றிடம் நிறையுமோ இல்லையோ கண்டிப்-பாக நீரிழிவு நோய் பற்றிய சரியான புரிதல் கிடைக்கும்; அதன் மூலம் அதை தடுக்கவும் நிறுத்தவும் திருப்பவும் வழி-கள் பிறக்கும். ஆரோக்கியம் மலரும்! என்ற நம்பிக்கையில்..

உங்கள் அன்புள்ள
Dr K R சரவணன் MBBS, CDM (Diabetes Mellitus)

நன்றி

இந்த புத்தகம் வெளிவர காரணமாக இருந்த அனை-வருக்கும் நன்றி. எழுத்துப்பிழைகள், இலக்கணப்பிழைகள் சுட்டிக்காட்டிய என் தந்தைக்கு நன்றி. முதல் பிரதியை வாசித்து கருத்து தெரிவித்த உறவினர்களுக்கும் நண்பர்க-ளுக்கும் நன்றி. நான் இந்த புத்தகம் எழுதும் சமயம் எனக்கு உறுதுணையாய் இருந்த என் மனைவிக்கும் மகன்களுக்கும் நன்றி.

உணவு அட்டவணை எழுதி கொடுத்தமைக்கும் உணவு பற்றி சில டிப்ஸ் கொடுத்து உதவியதற்கும் 'அம்ருதா Msc (Nutrition) - உணவியல் நிபுணர்' அவர்களுக்கு சிறப்பு நன்றி.

பொறுப்பு துறப்பு

இந்த புத்தகத்தில் குறிப்பிடப்பட்டுள்ள தகவல்கள் யாவும் இந்த புத்தக ஆசிரியர் தான் படித்த மற்றும் அனுபவத்தில் கண்டவற்றை கொண்டு எழுதப்பட்டவை. எந்தவித மருத்துவ ஆலோசனைகள் இன்றி அப்படியே பின்பற்றுவது தவிர்க்கப்பட வேண்டும். உங்களுக்கு ஏற்கனவே நீரிழிவு நோய் இருக்கிறது என்றால், இல்லை வராமல் தடுக்க வேண்டும் என்றாலோ தகுந்த மருத்துவ ஆலோசனை அல்லது உணவியல் நிபுணரிடம் இருந்து ஆலோசனை பெற்று பயன் அடையுமாறு கேட்டுக்கொள்கிறேன். இந்த புத்தகத்தை மட்டும் பயன்படுத்தி பின்பற்றி ஏதேனும் விளைவுகளோ பக்க விளைவுகளோ வந்தால் இந்த புத்தகமோ, இதன் ஆசிரியரோ எந்தவிதத்திலும் பொறுப்பாக மாட்டார்கள்.

முகவுரை

நீரிழிவு நோய் என்றால் என்ன?

உடலில் ரத்தத்தில் (சுகர்) சர்க்கரை அளவு ஒரு குறிப்பிட்ட அளவை விட அதிகமாவது மற்றும் அதனால் வரும் விளைவுகள் தான் நீரிழிவு நோய் ஆகும்.

இரண்டு டைப்கள் (வகைகள்) உண்டு.

டைப் 1 - இன்சுலின் சுரப்பதில் பிரச்சனை; அதனால் ரத்த சர்க்கரை அளவு கூடுவது; இளம் வயதினரை அதிகம் தாக்கும். 'ஆட்டோ இம்முனிட்டி' எனப்படும் உடல் தன்னை தானே தாக்கும் ஒரு குறைபாடால் வருவது. இன்சுலின் கொடுப்பதே தீர்வு.

டைப் 2 - இன்சுலின் குறைபாடு அல்லது 'இன்சுலின் ரெசிஸ்டன்ஸ்' எனப்படும் இன்சுலின் தடுப்பு தன்மை அதாவது இன்சுலின் சுரந்தாலும் அதை செல்கள் ஏற்று கொள்ளாமல் இருப்பதால் ஏற்படுவது 'டைப் 2 நீரிழிவு நோய்' ஆகும். இது பொதுவாக எந்த வயதினருக்கும் வரக்கூடும். உடல் பருமன், தவறான உணவு முறை, உடல் உழைப்பு இன்மை, மன உளைச்சல், மரபணு வழி என்று பல காரணங்களால் வரும். சரியான உணவு முறை, உடற்பயிற்சி, மருந்து மாத்திரைகள் மூலம் சர்க்கரை அளவை கட்டுக்குள் வைக்க முடியும்.

டைப் 2 நீரிழிவு நோய்க்கு நிரந்தர தீர்வு உண்டா என்பதை பற்றி தான் இனி காண போகிறோம். நீரிழிவு நோய் என்று இனி குறிக்கப்படுவது எல்லாம் டைப் 2 தான்.

தற்காலத்தில் நீரிழிவு நோய் சிறு வயதிருக்கு கூட வருவது இயல்பாகிவிட்டது. அதற்கு முக்கிய காரணம் தவறான உணவு முறை மற்றும் உடல் உழைப்பு இல்லாமை. 40 வயது 30 வயது எல்லாம் மிக சாதாரணம்; 20 வயதில் கூட வர தொடங்கிவிட்டது; ஏன் உலக வரலாற்றிலேயே முதன் முறையாக சமீபத்தில் மூன்று வயது குழந்தைக்கு டைப் 2 நீரிழிவு நோய் வந்திருக்கிறது. உலகில் மொத்தம் 42.2

கோடி பேர் நீரிழிவு நோயால் பாதிக்கப்பட்டுள்ளனர். இந்தியாவில் மட்டும் 7.3 கோடி பேர் வரை பாதிக்கப்பட்டுள்ளதாக 2017 இல் 'உலக டயாபடீஸ் பெடரேஷன்' சொல்லியிருக்கிறது. தற்போது இன்னும் அதிகம் ஆகியிருக்கலாம். 2045 ல் 13.4 கோடி ஆகியிருக்கும் என்று ஆராய்ச்சியாளர்கள் கணித்துள்ளனர்.

இந்த எண்ணிக்கை எல்லாம் வெறும் எண்கள் இல்லை. பல பேர்களின் வலி, மருத்துவ செலவு ஏற்பட்டு அதனால் ஏற்படும் சிரமம், மாத்திரை மருந்து சாப்பிட்டும் சர்க்கரை அளவு ஏறுகிறதே என்ற ஏக்கம், பல விளைவுகள் – இதய நோய், சிறுநீரக பாதிப்பு, சக்தி இன்மை, நரம்பு கோளாறுகள், பக்கவாதம், குழந்தை பேரின்மை மற்றும் பல தரும் இன்னல்களின் தொகுப்பு, மொத்தத்தில் மரணத்தை நோக்கிய பயணத்தை வேகமாக்கும் ஒரு அமைதியான உயிர்கொல்லியின் திறன். இந்த எண்களை கண்டும் இந்த நோயின் தன்மை புரியவில்லை என்றால் உங்களை சுற்றி பாருங்கள். உங்கள் உறவு நட்பு வட்டாரத்தில் எத்தனை பேருக்கு இந்த நோய் இருக்கிறது என்று கேள்வி பட்டிருக்கிறீர்கள்? சர்க்கரை நோய் இருந்தது, நல்லா தான் இருந்தார் திடீரென ஹார்ட் அட்டாக் வந்து விட்டது, கிட்னி செயல் இழந்து விட்டது; டயாலிசிஸ் செய்து கொண்டு தான் வண்டி ஓடுகிறது; என்று தினம் தினம் நாம் கேள்விப்படும் ஒரு அன்றாட நிகழ்வு ஆகிவிட்டது. உங்கள் சொந்த தாய் தந்தைக்கு இருக்கலாம்; உங்களுக்கே இருக்கலாம். ஏன்.. உங்கள் குழந்தைக்கு கூட இருக்கலாம். இந்த நோயின் முக்கிய இயல்பு எந்த அறிகுறியும் இல்லாமல் முற்றிய நிலைக்கு செல்வது!

பொதுவாக திடீரென உடல் எடை குறைவது, உடல் சோர்வு, உடல் வலி, அதிக தாகம், அதிக பசி, அதிக சிறுநீர் வெளியேறுவது போன்ற அறிகுறிகள் தோன்ற கூடும். எந்த வித அறிகுறிகள் இன்றியும் இருக்க வாய்ப்பு உள்ளது.

இந்த அமைதியான உயிர்கொல்லி (silent killer!) நோய் ஏன் வருகிறது? எப்படி உருவாகிறது? இதற்கு நிரந்தர

தீர்வு என்ன? என்று பார்க்கலாம். அதை முழுமையாக புரிந்து கொண்டால் இது ஒரு நோய் அல்ல என்பதும் புரியும். இது ஒரு 'disorder' அதாவது உடலில் 'metabolism' எனப்படும் வளர்சிதை மாற்றத்தில் ஏற்படும் கோளாறு தான் நீரிழிவு ?நோய் என்பது தெளிவாகும்.

1

சர்க்கரை மீது வை அக்கறை!

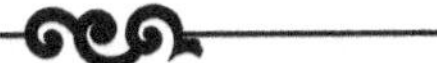

இனி கவிதை நடையில் குறுகிய நேரத்தில் புரிந்து கொள்ளலாம்.

"மாவுச்சத்து அதிகம் உண்டு சர்க்கரை இனிப்பு சேர்ப்பதால் வரும்

நோவு என்று கூறிவிடலாம் சர்க்கரை நோய் இரண்டாம் வகை

குடலில் ஈர்க்கும் சர்க்கரை அனைத்தும் ஈரலில் சென்று கொழுப்-

பாய் மாறும்

உடலில் உள்ள அனைத்து உறுப்பும் கொழுப்பை தேக்கும் இடமாய்

மாறும்.

இன்சுலின் என்னும் காவல்காரன் சர்க்கரை மீது தடியடி நடத்தி

இனிதே செல்லின் உள்ளே ஏற்றி திகட்ட செய்து விட்டுவிடுவான்

போதும் போதும் என்ற பின்னும் செல்லின் உள்ளே சர்க்கரை

திணிப்பு

மீதம் உள்ள இனிப்பு சர்க்கரை இரத்தம் என்னும் தெருவில் கிடப்-

பான்.

மோதி முட்டி முயற்சி செய்து இன்சுலின் படையின் வலிமை கூட்டி

மீதி மிச்சம் இருக்கும் இனிப்பையும் செல்லின் உள்ளே வைத்து

திணிக்க

மூடா மனித வாயின் வழியே இனிப்பும் மாவும் மேலும் நுழைய

போடா! என்று சொல்லும் செல்கள் இன்சுலின் தடுப்பை அமல்ப-

டுத்தும்.

தேங்கி நிற்கும் சர்க்கரை எல்லாம் ரத்தம் வழியே அங்கும் இங்கும்
ஏங்கிய படியே நிறுத்தி வைக்க இடம் கிடைக்கா வாகனம் போல
வட்டம் மேலே வட்டம் அடித்து ஆடியும் ஓடியும் கொண்டே இருக்க
சட்டம் தன் கடமையை செய்து ஆடி அடங்கும் இன்சுலினும்.
கூடிய குருதியின் சர்க்கரை கண்டு அதிர்ந்து போகும் சிறுநீரகம்
வாடிய முகத்தை வைத்துக்கொண்டு இனிப்பை வெளியே அனுப்பி-
விட

மிரட்சி அடையா மனித மூளை வாயின் வழியே இனிப்பை திணிக்-
கும்

வறட்சி வந்த நிலத்தை போல நாக்கில் நல்ல தாகம் எடுக்கும்!
திரும்ப திரும்ப சிறுநீர் கழிக்க கழிவறை நோக்கி ஓடும் கால்கள்
விரும்பி உண்ட மாவும் இனிப்பும் நீரின் வழியே வீணாய் போகும்
நீரையே இழிவுபடுத்தியதால் இன்று முதல் நீரிழிவு நோய் உனக்-
கென்று

தீரனாய் சொல்லுமே தேடி சென்ற மருத்துவரின் மருந்துச்சீட்டின்
கிறுக்கல்கள்.

தானும் ரவுடி தான் தானும் ரவுடி தான் என பார்க்கிறான் சீட்டை
வியந்து

காணும் கண்களில் தொடங்கி வீணாய் போகும் உடலே என்பதையும்
மறந்து

ஒன்றோ இரண்டோ மாத்திரை கொடுத்தால் விழுங்கி கொள்கிறேன்
நன்றாய் நானும் என்றும் போல உணவை உண்டு கொள்கிறேன்
நீண்ட வரிசையில் நிற்கிற அடுத்த மனிதனை பார்க்கணுமே
வேண்டா வெறுப்பில் கிறுக்கிய மருந்து சீட்டை நீட்டவே
பாட்டிலே மானே தேனே என் சீட்டிலே விட்டமின் மாத்திரைகள்
நீட்டிலே சீட்டு கிடைத்தது போல மகிழ்ச்சியில் வெளியே செல்கி-
றான்.

அன்றுமுதல் இன்றுவரை தொடர்ந்து ஒரே ஒரு குறிக்கோள்
வென்று விட வேண்டும் குருதியில் சர்க்கரை அளவுகள்
மாத்திரை போடு இன்சுலின் போடு வெள்ளைப்பூண்டு இஞ்சி போடு
ஆனால்
வாய் திரை மட்டும் போட மாட்டோம் இனிப்பும் மாவும் விடவே
மாட்டோம்.

கொடுக்கும் மருந்து தினமும் அருந்து சர்க்கரை நோய் போகுமா
பறந்து?

கெடுக்கும் மேலும் உடல் நலத்தை எப்படி என்று காண்போமா
திறந்து?

அடங்கிய இன்சுலின் வேலையை மீண்டும் துவக்கும் மருந்துகள்
தொடங்கிய வேலை இது தான் சர்க்கரையை செல்லில் திணிக்கும்.

சர்க்கரையை கொழுப்பாய் மாற்றும் ரத்தத்தில் கொழுப்பை ஏற்றும்
அக்கறையாய் கொழுப்பு தன் வேலையை நன்றாய் காட்டும்
ஈரலில் வீக்கம் இதய நாளத்தில் அடைப்பு கண் பார்வை இழப்பு
சீர் முதல் கால் வரை நரம்பு மண்டலம் தாக்கம் இறுதியில் உயிர்
இழப்பு!

இரத்தத்தில் கொழுப்பு! கண்டதும் சுட உத்தரவு போடும் மருத்துவன்
மொத்தத்தில் என்ன பிரச்சனை என்பதை பார்க்க தவறுகிறான்
மருந்து கொடுத்து ரத்த கொழுப்பை குறைத்து விட வேண்டும்
அருந்திவிடு கொழுப்பு மாத்திரை இதய நோய் வராமல் தடுக்க
வேண்டும்.

மருந்து கொடுத்து கொழுப்பு குறைக்கும் இது போன்ற செயல்
கருப்பு பணம் ஒழிக்க பணத்தால் செல்லாது என்பது போல்
பலனில்லாமல் தோற்று போக ரத்த நாளங்கள் அடைத்து விடும்
புலப்படாத அந்த எதிரி தலை முதல் கால் வரை குடைத்து விடும்
நீர் நிரம்பும் தொட்டியில் அடைப்பு ஏற்படும்போது
சீர் செய்ய நாமும் முதலில் அடைக்க வேண்டியது
மூலமாக இருக்கும் நீர் வரும் குழாய்யைதானே
மேலோட்டமாக நீரை அள்ளி ஊற்றுவது வீணே!
இனிப்பு மாவு சாப்பிடும் போது உடலில் நல்ல சத்து வரும்
இனிப்பு மிட்டாய் உண்ணும் குழந்தை ஆடி ஓடி கரைத்து விடும்
ஏழு கழுதை வயசான பின்னும் இனிப்பு உண்ணும் மனித இனம்
ஏழு மாத்திரை உண்ட பின்னும் சர்க்கரை அளவு மிகுதி பெறும்!
இடை விரதம் இருந்து வர
இடையும் குறையும்; உடல் எடையும் குறையும்;
தடையை தாண்டும் சக்தி வரும்,
படையையே வெல்லும் பக்குவம் வரும்!
புரதம் கொஞ்சம் மிகை படுத்தி நல்ல கொழுப்பும் எடுத்துக்கொண்டு

விரதம் கூட நடு நடுவே ஒழுக்கமாக இருந்து வர
ஈரல் மற்றும் உறுப்புகளில் இருக்கும் கொழுப்பு கரைந்து வரும்
பாரம் தரும் சர்க்கரையும் படி படி யாக குறைந்து விடும்!
மன அமைதி கிடைத்திடவே
தினமும் தியானம் செய்திடுவோம்!
கணம் உடலில் குறைத்திடவே
தினமும் உடற்பயிற்சி செய்திடுவோம்!!
உணவும் உறக்கமும் உடற்பயிற்சியும் மன அமைதியும்
தினமும் தவறாமல் கடைபிடிக்க
மனமும் உடலும் நலமாகும்.
ரணம் தராமல் சர்க்கரை ?நோய் தூரமாக சென்று விடும்!"

❧

கவிதையே புரிந்துவிட்டது என்போர் புரிந்தவற்றை கடைபிடிக்க ஆரம்பியுங்கள். "இல்லை, எனக்கு விளக்கம் வேண்டும்!" என்போர் மேலும் மேலே வரும் உரைநடையும் முறையே படித்து பிறகு நடைமுறை படுத்துங்கள்.

2

உணவு

————⸹⸙⸹————

உணவுமுக்கியம்:

உணவு என்பது ஏன் தேவை? என்ன என்ன உணவு மிக அவசியம் என்று முதலில் பார்ப்போம். உணவில் ஊட்ட சத்து உள்ளது. ஊட்ட சத்துக்கள் உடல் இயங்கவும், வளரவும், தடுப்பு சத்து நன்றாக இருக்-கவும், நலமாக இருக்கவும் அவசியம் தேவை. ஊட்ட சத்துக்களில் இரண்டு வகை உண்டு; சைவம் மற்றும் அசைவம் அதானே? இல்லை! அது இப்ப தேவை இல்லை. மேக்ரோ மற்றும் மைக்ரோ நியூட்ரியன்ட்ஸ் ஆகும். மேக்ரோ நியூட்ரியன்ட்ஸ் மூன்று - மாவுசத்து, புரதம் மற்றும் கொழுப்பு. மாவுசத்து என்பது சர்க்கரையாக (glucose/fructose/ lactose and so on) மாறும் மேக்ரோ நியூட்ரியன்ட்ஸ் ஆகும். குளுக்கோஸ் தான் உடலில் உள்ள செல்களுக்கு சக்தி கொடுக்கும். புரதம் என்பது அமினோ அமிலங்களின் (amino acids) தொகுப்பு. புரதம் தான் உடலின் 'பில்டிங் ப்ளாக்ஸ்' என்று சொல்லலாம். எப்படி ஒரு வீடு கட்ட செங்கல் அவசியமோ நம் உடலுக்கு புரதம் அவசியம். அமினோ அமிலங்களில் அவசிய ('essential') அமினோ அமிலங்கள் சில உள்ளன. உடலுக்கு அவசியம் என்பதால் அவை உணவில் அவசியம் இருக்க வேண்டும். கொழுப்பு என்பது கொழுப்பு அமிலங்க-ளின்('fatty acids') தொகுப்பு சில அவசிய ('essential') கொழுப்பு அமிலங்கள் உள்ளன; அவை உணவில் இருந்து தான் கிடைக்கும்; அதற்காக கொழுப்பு உணவில் சேர்ப்பது அவசியம். Essential=அவசி-யம் என்றால் வெளியில் (உண்ணும் உணவில்) இருந்து தான் கிடைக்-

கும்; உடலால் தயாரிக்க முடியாது என்று அர்த்தம். இதில் கவனிக்கப்பட வேண்டிய முக்கிய விஷயம் புரதத்திலும் கொழுப்பிலும் அவசியமான ஊட்டச்சத்து உண்டு; அதுவே மாவுசத்தில் அவசியமான சத்து, "essential" என்று எதுவும் இல்லை; ஏனென்றால் உடலே கொழுப்பில் இருந்தும், புரதத்தில் இருந்தும் சர்க்கரையை தயாரிக்க முடியும். மைக்ரோ நியூட்ரியன்ட்ஸ் என்பது விட்டமின்ஸ் மற்றும் மினெரல்ஸ் அதாவது தாதுச்சத்துக்கள் ஆகும் அவை உடல் இயங்கவும் ஆரோக்கி-யமாக இருக்கவும் மிக அவசியம். மைக்ரோ நியூட்ரியன்ட்ஸ் பற்றி மற்-றொரு புத்தகத்தில் பார்க்கலாம்.

முக்கியமானஉணவு:

இப்போது இந்த மாவு, புரதம் மற்றும் கொழுப்பு இவற்றில் எது மிக முக்கியம் என்று உங்களுக்கே விளங்கி இருக்கும் என்று நம்புகிறேன். அத்தியாவசியமான அமினோ அமிலங்கள் கொண்ட புரதசத்து மற்-றும் அத்தியாவசியமான கொழுப்பு அமிலங்கள் கொண்ட கொழுப்புசத்து மிக முக்கியமாகும். ஆனால் 'க்ளுகோஸ்' - சர்க்கரை இன்றி உடல் இயங்குவது முடியாதே! மிகச்சரி!! மாவுச்சத்தும் அத்தியாவசியம் தான். ஆனால் நான் முன்பு சொன்னது போல சர்க்கரையை உடல் உரு-வாக்கிவிடும்; அதனால் நீங்கள் குளுக்கோஸ்('க்ளுக்கோன் டி' போன்ற இனிப்பு பானங்கள்), சர்க்கரை, இனிப்பு பண்டங்கள், அதிக மாவுச்-சத்துக்கள் என்று உடலே தயாரிக்க முடியும் என்று சொல்ல கூடிய ஒரு மேக்ரோ நூற்றியென்ட்ஸை (மாவுச்சத்து) தேவைப்படுகிறதோ இல்-லையோ தொடர்ந்து அதிகமாக உட்கொண்டால் என்ன என்ன ஆகும் என்று ஒரு க(வி)தையாக இனி பார்க்கலாம்.

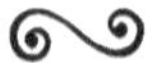

3

இனிக்கும் சர்க்கரையும், கசக்கும் உண்மையும்!

———————— ஒ ————————

"மாவுச்சத்து அதிகம் உண்டு சர்க்கரை இனிப்பு சேர்ப்பதால் வரும்
நோவு என்று கூறிவிடலாம் சர்க்கரை நோய் இரண்டாம் வகை
குடலில் ஈர்க்கும் சர்க்கரை அனைத்தும் ஈரலில் சென்று கொழுப்-
பாய் மாறும்

உடலில் உள்ள அனைத்து உறுப்பும் கொழுப்பை தேக்கும் இடமாய்
மாறும்."

இந்த சர்க்கரை என்னும் உணவு இருக்கே அது ஒரு இனிப்பான
எதிரி. சிறுக சிறுக நம்மை மரணிக்கச் செய்யும் ஒரு எமன். சாப்பிடும்
வெள்ளை சர்க்கரை மட்டும் ஆபத்தா என்றால் இல்லை, எந்த வகை-
யில் சர்க்கரையை அதிகமாக உண்டாலும் ஆபத்தே! இயற்கையாக
கிடைக்கும் கரும்பு ஓரளவு நல்லது; ஆனால் அதிகமாக உண்டால் நல்-
லது அல்ல. இயற்கைக்கு மிக அருகில் இருக்கும் தேன், கருப்பட்டி,
மண்டை வெல்லம் போன்றவை ஓரளவு எடுத்துக்கொள்ளலாம்; மாதம்
ஒரு முறை சிறிதளவு எடுத்துக்கொள்ளலாம். வெள்ளை சர்க்கரை

அறவே கூடாது! "வெள்ளை சர்க்கரை நான் எடுப்பதில்லை" என்று சிலர் கூறுவர். ஆனால் குளிர்பானங்களை தினமும் அருந்துவார்கள். இப்படி நாம் உண்ணும் அன்றாட உணவுகளில் முக்கியமாக பேக் செய்யப்பட்ட உணவுகளில் வெள்ளை சர்க்கரை கலக்கப்படுகிறது. அதனால் எந்த விதமான பேக் செய்யப்பட்ட உணவு பொருள் வாங்கினாலும் அதில் சர்க்கரை இருக்கிறதா என்று ஒன்றுக்கு இருமுறை சரி பார்த்து வாங்குவது நல்லது.

நாம் எப்படி வளர்கிறோம்? நம் குழந்தைகள் எப்படி வளர்கின்றனர்? எல்லாரும் விளம்பரங்கள் பார்த்து தானே வளர்கிறோம். தொலைக்காட்சி மூலம் பார்க்கிறோம், மொபைலில் யூடுப்பில்(Youtube) வீடியோவில் பார்க்கிறோம், இணையம் பயன்படுத்தும் போது விளம்பரங்கள் பார்க்கிறோம் என்று நாம் அன்றாடம் சாலையில் செல்லும் போது கூட பெரிய பெரிய விளம்பர பலகைகளை பார்த்து கொண்டு தானே வளர்கிறோம். சாக்லேட், இனிப்பு பண்டங்கள், 'refined carbs' - சுத்திகரிக்கப்பட்ட மாவு சத்துகள், குளிர்பானங்கள், பேக்கரி ஐட்டங்கள் என்று பல பல விளம்பரங்கள் பார்த்து பார்த்து அவற்றை வாங்கி உட்கொண்டு வளர்கிறோம். நமக்கு தேவையா? இல்லையா? என்று பார்ப்பதில்லை; உண்டால் வரும் 'pleasure' - சுகத்துக்காக சாப்பிட்டுக்கொண்டே வளர்கிறோம். "எனக்கு இனிப்பு நாக்கு - 'ஸ்வீட் tongue'!" என்று பெருமையாக சொல்வார்கள்; நாள்பட்ட இனிப்பு சாப்பிடும் பழக்கத்தை இப்படி சொல்வார்கள். இந்த மது பழக்கம் மற்றும் புகை பழக்கம் உள்ளவர்களுக்கு கொடுக்கப்படும் முக்கியத்துவம், இந்த "இனிப்பு பழக்கம்" உள்ளவர்களுக்கு கொடுக்கப்படுவதில்லை. இனிப்பு உண்பதே தவறா? என்று கேட்டால்.. "உணவில் இனிப்பு இருந்தா" தவறில்லை 'இனிப்பே உணவானால்' தான் தவறு; பிறகு வாழ்க்கையில் பிரச்னை இருக்காது, வாழ்க்கையே பிரச்னையாகி விடும்! முன்பெல்லாம் அவ்வப்போது விழாக்காலங்களில் இனிப்பு பலகாரங்களை சாப்பிட்டனர் நம் முன்னோர்கள். அப்போது விளம்பரம் குறைவு; ஏனென்றால் உணவு உற்பத்தி ஒரு பெரிய வியாபாரமாகாமல் இருந்தது; மற்றுமொரு காரணம் மக்களின் வருமானமும் குறைவாக இருந்தது. ஆனால் இக்காலத்தில் நிலைமை தலைகீழாக மாறி விட்டது; தினந்தோறும் இனிப்பு மற்றும் மாவுசத்து நிறைந்த பலகாரங்கள் என்று உட்கொள்கிறோம்; 'ஏதாவது

நல்ல விஷயம் செய்ய தொடங்கும் முன் இனிப்பு நல்லது' என்று சொல்-லியும், 'பிரேக் என்றால் சாக்லேட் சாப்பிடணும்' என்றும், 'எதுவும் பண்-ணாம சாக்லேட் சாப்பிட்டுக்கொண்டே இருங்க' என்றும், 'தாகத்துக்கு இனிப்பு குளிர்பானம் குடிங்க' என்றும், 'பெண்களை கவர இனிப்பு குளிர்பானம் குடிங்க' என்றும், 'பயத்தை போக்க இனிப்பு குளிர்பானம் குடிங்க' என்றும் விதம் விதமாக கலர் கலராக ரீல் விட்டுக்கொண்டே இருக்கின்றனர். அதை பார்த்து பார்த்து நம் அடி மனதில் பதிந்தும் விடுகிறது. ஒரு தடவை நம் ஆழ்மனதில் பதிந்த விஷயத்தை அழிப்-பது கடினம் மற்றும் அது சரியா தவறா என்பதை பார்க்காமல் நம் உடலும் மனமும் நிறைவேற்றி விடும். ஆம், குழந்தைகளுக்கு இனிப்பு பண்டங்கள் கொடுத்து பழகுகிறோம் கொஞ்சம் வளர்ந்த குழந்தைகள் என்றால் விளம்பரம் பார்த்தும் சக குழந்தைகளை பார்த்தும் பெற்றோர்-களிடம் அடம்பிடித்து கேட்டு சாப்பிடுகின்றனர். இளைஞர்கள் ஆன பின்னும் பழக்கம் தொடர்கிறது; அப்போதும் விளம்பரங்கள் ஒரு பெரிய பங்கு வகிக்கிறது. ஒரு பார்ட்டி இல்லை விசேஷம் என்றால் மட்டும் குடித்த இனிப்பு குளிர்பானங்கள் தினந்தோறும் குடிக்க ஆரம்பிக்கிறோம். இனிப்பு சாக்லேட் தினந்தோறும் ருசிக்கிறோம். பொழுது போகல என்-றால் பேக்கரிக்கு போகிறோம் பிடித்ததை உண்கிறோம். ஏன் வீட்டுக்கு விருந்தாளிகள் வந்தால் கூட குளிர்பானம் மற்றும் பேக்கரி ஐட்டம் களை கொடுக்கிறோம். ஏன் இப்படி செய்கிறோம்? இளநீர் தரலாம்; இல்லை நீர் மோர் தரலாம்; பழங்கள் தரலாம்; அவித்த வேர்க்கடலை தரலாம். முதல் காரணம் இவை எல்லாம் தவறு என்று தெரியாதது; இரண்டாவது காரணம் - பழக்கம்! 'பல நாள் பழக்கம் மாற்ற முடியாது' என்று சொல்-வார்கள். இது ஒரு மூட நம்பிக்கையே என்பதை பின்னர் பார்ப்போம்.

"சர்க்கரை சாப்பிடுவதே இல்லை திரும்பவும் எனக்கு சுகர் வந்து விட்டது!" என்று சிலர் கூறுவர். மாவுசத்து அதிகம் உள்ள எந்த உணவாக இருந்தாலும் அதில் இருந்து நம் உடல் சர்க்கரையை எளி-தாக உருவாக்கிவிடும். ஏன் புரதம், கொழுப்புகளில் இருந்து கூட நம் உடல் சர்க்கரையை உருவாக்கும்.

க(வி)தை சுருக்கம்:

"கார்போஹைட்ரெட்" எனப்படும் மாவுசத்து நிறைந்த உணவுகள் எடுத்துக்காட்டாக அரிசி,கோதுமை,மைதா,ரவை,ராகி மற்றும் பல நம் உடலுக்குள் சென்ற பின் ஜீரணிக்க பட்டு சர்க்கரையாக(குளுக்கோஸ்)

மாறும். தேவைக்கு அதிகமாக சாப்பிடப்படும் சர்க்கரை கல்லீரலில் கிளைகோஜன் (Glycogen) ஆக மாற்றப்படும், அதையும் தாண்டி அதிகம் உண்ணப்படும் சர்க்கரை கொழுப்பாக மாற்றப்படும். உடலில் பல இடங்களில் கொழுப்பு தங்கும்; உடல் எடை அதிகரிக்கும்; சர்க்கரை நோய் (டைப் 2) உருவாகும். இதுதான் கதை சுருக்கம். இனி கொஞ்சம் விரிவாக என்ன என்ன நடக்கிறது என்று பின் வரும் அத்தியாயங்களில் புரிந்து கொள்வோம்.

”நோய்நாடி நோய்முதல் நாடி அதுதணிக்கும்
வாய்நாடி வாய்ப்பச் செயல்”

இது நான் சொல்லவில்லை; திருக்குறளில் சொல்லப்பட்டுள்ளது. அதாவது நோய் என்ன? நோய்க்கான காரணம் என்ன? நோய் தீர்க்கும் வழி என்ன? இவற்றை முறையாக ஆராய்ந்து சிகிச்சை செய்ய வேண்-டும் என்று கூறப்பட்டுள்ளது.

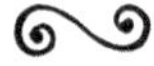

4

இன்சுலின் என்னும் மந்திரசாவி

❦

"இன்சுலின் என்னும் காவல்காரன் சர்க்கரை மீது தடியடி நடத்தி

இனிதே செல்லின் உள்ளே ஏற்றி திகட்ட செய்து விட்டுவிடுவான்

போதும் போதும் என்ற பின்னும் செல்லின் உள்ளே சர்க்கரை

திணிப்பு

மீதம் உள்ள இனிப்பு சர்க்கரை இரத்தம் என்னும் தெருவில் கிடப்-

பான்."

குளுக்கோஸ் என்னும் சர்க்கரை மூலம் தான் நம் உடலில் பல

உறுப்புகள் இயங்கும் சக்தி பெறுகிறது. ஆனால் அந்த குளுக்கோஸ்

எளிதாக செல்லுக்குள் நுழைந்து விட முடியாது. அதற்கு இன்சுலின்

என்னும் சாவி இருந்தால் தான் செல்லுக்குள் குளுக்கோஸ் நுழைய

கதவு திறக்கும். எவ்வளவு சர்க்கரை நிறைந்த உணவு உண்ணப்படு-

கிறதோ அதற்கு தகுந்தாற்போல் இன்சுலின் சுரந்து குடலில் இருந்து

உறிஞ்சப்பட்ட சர்க்கரை எல்லாம் செல்லின் உள்ளே கரை சேர்க்கப்பட்டு

விடும். செல்லுக்கு தேவையான சர்க்கரை அளவை விட அதிகமாக

இருந்தாலும் பரவாயில்லை இரத்த சர்க்கரை அளவு கூடி விட கூடாது

என்று அதிகமாக இருக்கும் க்ளூகோஸையும் செல்லுக்கு உள்ளே

அனுப்பிவிடும். ஏனென்றால் எல்லாம் ஒரு கணக்கு தான் இரத்தத்தில்

உள்ள குளுக்கோஸ், இன்சுலின் சுரக்க ஒரு தூண்டுகோலாக இருப்பது

தான் காரணம். இரத்த சர்க்கரை அளவு குறையும் வரை (நார்மல்

ஆகும் வரை) இன்சுலின் சுரந்துகொண்டே இருக்கும்; பிறகு ரத்த சர்க்-
கரை அளவு குறைந்தபின்(நார்மல் ஆன பின்) இன்சுலின் சுரப்பது
குறைந்துவிடும். செல்லுக்குள் போன குளுக்கோஸ் போக மீதம் ரத்தத்-
தில் இருப்பதையே நாம் ஆய்வக பரிசோதனையில் பார்க்கிறோம். இவ்-
வாறாக நாம் அளவுக்கு அதிகமாக மாவுசத்து சாப்பிட்டாலும் ரத்தத்தில்
சர்க்கரை அளவு கட்டுக்குள் வைக்கப்படும்.

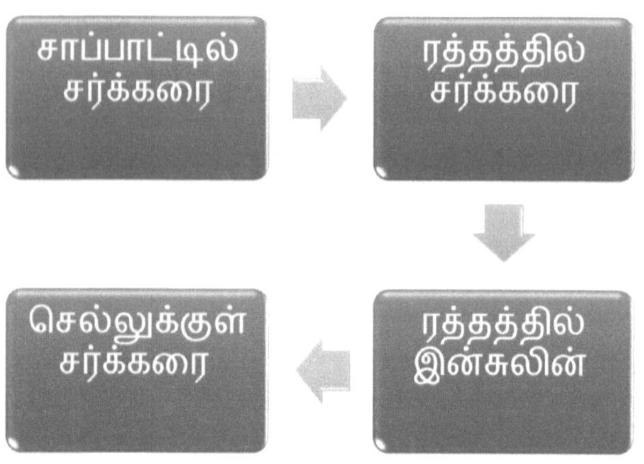

இன்சுலின் ஹீரோவா வில்லனா?

"மோதி முட்டி முயற்சி செய்து இன்சுலின் படையின் வலிமை கூட்டி
மீதி மிச்சம் இருக்கும் இனிப்பையும் செல்லின் உள்ளே வைத்து
திணிக்க

மூடா மனித வாயின் வழியே இனிப்பும் மாவும் மேலும் நுழைய
போடா! என்று சொல்லும் செல்கள் இன்சுலின் தடுப்பை அமல்ப-
டுத்தும்."

நல்லது நடக்க வேண்டும் என்று தான் இன்சுலின் சுரக்கிறது. அந்த
இன்சுலின் எங்கிருந்து வருகிறது என்பதை பார்ப்போம். இன்சுலின் ஒரு
ஹார்மோன் அது pancreas - கணையத்தில் 'ஐஸ்லேட்ஸ் ஆப் லாங்-
கர்ஹான்ஸ்' எனப்படும் தீவுகள் போல படர்ந்திருக்கும் ஆயிரக்கணக்-

கான சிறு சுரப்பிகளில் இருந்து சுரக்கப்படுகிறது. இன்சுலின் சுரப்பதற்கு முக்கியமான தூண்டுகோல் ரத்த குளுக்கோஸ் தான். ரத்தத்தில் எப்போ-தெல்லாம் குளுக்கோஸ் அதிகமாகிறதோ அப்போதெல்லாம் இன்சுலின் கணையத்தில் இருந்து சுரக்கப்படும். இன்சுலின் என்னும் ஹார்மோன் கணையத்தில் ஐஸ்லேட் செல்களில் இருந்து சுருக்கப்பட்டு ரத்தத்தில் கலந்து வீணாக கொட்டிக்கிடக்கும் குளுக்கோஸ்களை சேமிக்க தான் வருகிறது. முடிந்த அளவு குளுக்கோஸை செல்களுக்குள்ளே அனுப்-பிவிட்டு இன்சுலின் குறைந்துவிடும். ஆனால் குளுக்கோஸ் அளவுக்கு அதிகமாக ரத்தத்தில் இருக்கும் பட்சத்தில் அதிக இன்சுலின் அதிக நேரம் ரத்தத்தில் தங்கி வேலை பார்க்கும் நிலை வரும். ஒரு வழியாக வேலை முடிந்தது என்று இன்சுலின் குறைய ஆரம்பிக்கும்போது திரும்-பவும் ஏதேனும் உணவு முக்கியமாக மாவுசத்து நிறைந்த பலகாரமோ இனிப்பு பண்டங்களோ உண்ணும்போது திரும்பவும் இன்சுலின் சுரக்கப்ப-டும்; திரும்பவும் ரத்தத்தில் உள்ள குளுக்கோஸை செல்லுக்குள் தள்ளும். "போதும் போதும்!" என்று சொன்ன பின்னும் "சாப்பிடுங்க சாப்பிடுங்க!" என்று சொல்லும் மாமியார் வீட்டு விருந்தை போல செல்லுக்கு குளுக்-கோஸை அள்ளி கொடுத்துவிடும் இன்சுலின் என்னும் ஹார்மோன் ஒரு நாளைக்கு மூன்று வேளை சாப்பிட்டால் இன்சுலின் மூன்று முறை உச்-சத்தை அடையும்; அதே ஒரு நாளைக்கு ஐந்து, ஆறு முறை சாப்-பிட்டால், அதே எண்ணிக்கையில் இன்சுலின் உச்சத்தை அடையும். ரத்தத்தில் இன்சுலின் ஒரு நாளைக்கு எத்தனை முறை மேலே செல்-கிறதோ அதே அளவு நாம் "மேலே" செல்வதற்கான வாய்ப்பு அதி-கமாகும். ஏனென்றால் செல்லுக்கு தேவையோ இல்லையோ ரத்தத்தில் உள்ள குளுக்கோஸையெல்லாம் உள்ளே அனுப்பிவிடுகிறது. "அளவுக்கு அதிகமானால் அமிர்தமும் நஞ்சு!" என்பதுபோல அந்த குளுக்கோஸும் செயல்படுகிறது. அதிக இன்சுலின் கொழுப்பைக்கூட்டி உடல் எடையை அதிகரிக்கிறது. அளவுக்கு அதிகமாக குளுக்கோஸ் வந்துவிட்டது என்-றதும் செல்கள் இன்சுலினுக்கு "ரெசிஸ்டன்ஸ் - தடுப்புத்தன்மையை" உருவாக்கிக்கொள்ளும். செல்கள் மரணிக்க விரும்பாததே இதற்கு கார-ணம்!

எப்படி தடுப்புத்தன்மை உருவாகிறது என்பதை பின்னர் விரிவாக பார்ப்போம்.

தவணை முறையில் உணவு தவறு!

இங்கே ஒரு விஷயத்தை கவனிக்க வேண்டும். "எத்தனை கலோரி சாப்பிடுகிறோமோ அவ்வளவு வெயிட் போடும்! அதனால கொஞ்சம் கொஞ்சமாக தவணை முறையில் ஒரு நாளைக்கு 5-6 முறை சாப்பிட்-டால் ஆரோக்கியமானது" என்று சொல்லப்படுவது பொய்! ஏனென்றால் இன்சுலின் அளவு தான் உடல் எடையை தீர்மானிக்கும். இன்சுலின் அதிகமாவதை குறைத்தால் தான் உடல் எடை குறையும். ஆரோக்கிய-மான வாழ்க்கைக்கு அதுவே வழி!

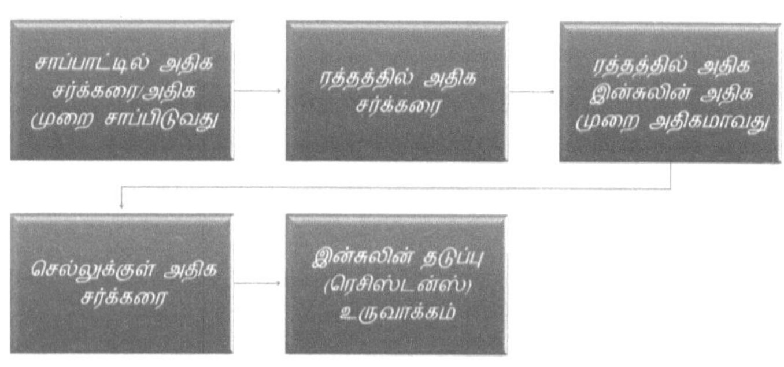

அதிக முறை சாப்பிடுவது — ரத்தத்தில் அதிக சர்க்கரை — ரத்தத்தில் அதிக இன்சுலின் அதிக முறை அதிகமாவது — செல்-லுக்குள் அதிக சர்க்கரை — இன்சுலின் தடுப்பு (ரெசிஸ்டன்ஸ்) உருவாக்கம்

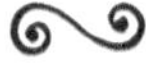

5

ஹைப்பர் இன்சுலினீமியா

<hr>

"தேங்கி நிற்கும் சர்க்கரை எல்லாம் ரத்தம் வழியே அங்கும் இங்கும் ஏங்கிய படியே நிறுத்தி வைக்க இடம் கிடைக்கா வாகனம் போல வட்டம் மேலே வட்டம் அடித்து ஆடியும் ஓடியும் கொண்டே இருக்க சட்டம் தன் கடமையை செய்து ஆடி அடங்கும் இன்சுலினும்."

ரத்தத்தில் குளுக்கோஸ் அதிகமாகும் போதெல்லாம் இன்சுலின் சுரக்கும் என்று பார்த்தோம். ரத்தத்தில் குளுக்கோஸ் கலக்கும் முன்னர் குடலில் இருக்கும் போதே சில மாற்றங்கள் நடக்கும். குடலில் உள்ள குளுக்-கோஸ் "incretin - இன்கிரிடின்" என்னும் ஒரு கெமிக்கலை வெளியி-டும்; அது நேராக கணையத்துக்கு சென்று இன்சுலின் சுரப்பை தூண்டி விடும். அப்படி சுரக்கும் இன்சுலின் குளுக்கோஸை செல்லுக்கு உள்ளே தள்ளும் என்பதை பார்த்தோம். செல்கள் இன்சுலினுக்கு ரெசிஸ்டன்ஸ் - தடுப்புத் தன்மை ஆன பின் என்ன ஆகும் என்றால் அந்த குளுக்-கோஸ் எல்லாம் ரத்தத்திலேயே இருக்கும்; செய்வது அறியாது சுற்றி திரியும்; அந்த குளுக்கோஸுக்கு நல்வழி காட்ட இன்சுலின் இருக்கும்; ஆனால் செல்கள் இன்சுலினுக்கே தடுப்புத் தன்மை உருவாக்கிவிட்ட-தால் அந்த இன்சுலினும் வீணாக ரத்தத்திலேயே சுற்றி திரியும். "இருக்கு ஆனா இல்லை!"

குளுக்கோஸும் அதிகமாக இருக்கும்; இன்சுலினும் அதிகமாக இருக்கும்; ஆனால் இரண்டும் வீணாக இருக்கும். 'ஹைபர்கிளைசிமியா' மற்றும் 'ஹைப்பர் இன்சுலினீமியா' என்று மருத்துவத்தில் கூறுவர். இந்-நேரம் பல தொந்தரவுகள் வர ஆரம்பித்திருக்கும்; உடல் சோர்வு, உடல் வலி, ஏன் தலை கூட சுற்றும். தலை சுற்றுதே என்று டாக்டரிடம் போனால் அவர் நாலு ஐந்து மருந்து, டெஸ்ட் என்று எழுதி அவற்றை செய்ய ஆகும் பில்லை பார்த்து தலை இன்னும் அதிகமாக சுற்றும். இதற்கு பேசாம ஒரு குழாயை திறந்துவிட்டு அதிக குளுக்கோஸை வெளியே அனுப்பிவிடலாமே...

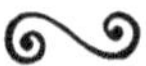

6

நீரிழிவின் முழு தரிசனம் இனி....

"கூடிய குருதியின் சர்க்கரை கண்டு அதிர்ந்து போகும் சிறுநீரகம்

வாடிய முகத்தை வைத்துக்கொண்டு இனிப்பை வெளியே அனுப்பி-
விட

மிரட்சி அடையா மனித மூளை வாயின் வழியே இனிப்பை திணிக்-
கும்

வரட்சி வந்த நிலத்தை போல நாக்கில் நல்ல தாகம் எடுக்கும்!"

நம் உடல் நம்மைக் காட்டிலும் மிகுந்த புத்திசாலியாகும். உடலில் பல 'கெமிக்கல்கள்' இருந்தாலும் எந்த கெமிக்கல் எந்த அளவு இருக்க வேண்டும் என்று துல்லியமாக கணக்கு வைத்திருக்கும். இந்த "சிவாஜி" படத்தில் "அவர் எல்லாத்துக்கும் கரெக்டா கணக்கு வச்சிருக்காரு" என்று சொல்வது போல. பொதுவாக சிறுநீரகம் குளுக்கோசை வெளியே விடாது அதற்கு தெரியும், இன்சுலின் என்னும் அற்புத ஹார்மோன் உள்ளது அது அதிக குளுகோசை சேமித்து வைக்க ஏற்பாடு செய்து விடும் என்று. ஆனால் எல்லாத்துக்கும் ஒரு 'லிமிட்' இருக்கு (நம்ம வாய்க்கு இல்லையே); "180mg கு மேல் ரத்தத்தில் சர்க்கரை அளவு இருந்தால் உடலுக்கு நல்லது அல்ல" என்று சிறுநீரக 'செட்டிங்ஸ்' உள்-
ளது; இதனால் சிறுநீரகம் அதிக குளுகோசை வெளியேற்ற துவங்கி-
விடும். வெளியேற்றிய பின் பிரச்சனை முடிவுக்கு வந்துவிடும் என்று

நினைத்தால் அது தவறு. எது சரியாக இருந்தாலும் நம் வாய் கெடுத்து-விடும் என்று சொல்வார்கள். "தவளையும் தன் வாயால் கெடும்" என்-பது போல் மேலும் மாவுச்சத்து நிறைந்த உணவுகள் மற்றும் இனிப்புகள், பலகாரங்கள் என்று சாப்பிட்டுக்கொண்டே இருந்தால் திரும்பவும் இரத்த குளுக்கோஸ் அதிகமாகி கொண்டே தான் போகும். அதிகமான குளூ-கோசை சிறுநீரகம் வெளியேற்றும் போது குளுக்கோஸ் மட்டும் போகாது. "ஏட்டையா கூடத்தான் போவேன்" என்று அடம் பிடிக்கும் கைதியை போல் ;) சோடியம் கூட சேர்ந்து தான் குளுக்கோஸ் போகும்; சோடி-யம் போனால் கூடவே தண்ணியும் போகும்; தண்ணீர் சத்து குறையும்; நிறைய தாகம் எடுக்கும்; அடிக்கடி சிறுநீர் வரும்; சர்க்கரை நோயாளி-களுக்கு சிறுநீரில் எறும்பு மொய்ப்பது இயல்பு. பல ஆண்டுகளுக்கு முன் நோயாளிகளின் சிறுநீர் இனிப்பாக இருந்திருக்கிறது என்று தாமஸ் வில்-லிஸ் என்னும் டாக்டர் ஒருவர் கண்டுபிடித்திருக்கிறார். ஏன் பல நூற்-றாண்டுகளுக்கு முன்னரே "மதுமேகம்" என்று நீரிழிவு நோய்க்கு ஆயுர்-வேதத்தில் பெயர் வைத்துள்ளனர். தேனை போல் இனிப்பான சிறுநீர் பிரிவதால் அவ்வாறு பெயர் வைக்கப்பட்டுள்ளது.

சர்க்கரை அளவு

"திரும்ப திரும்ப சிறுநீர் கழிக்க கழிவறை நோக்கி ஓடும் கால்கள்
விரும்பி உண்ட மாவும் இனிப்பும் நீரின் வழியே வீணாய் போகும்
நீரையே இழிவு படுத்தியதால் இன்று முதல் நீரிழிவு நோய் உனக்-கென்று
தீரனாய் சொல்லுமே தேடி சென்ற மருத்துவரின் மருந்துச்சீட்டின் கிறுக்கல்கள்."

அடிக்கடி சிறுநீர் கழித்தல், அதிக தாகம், அதிக பசி, உடல் சோர்வு, உடல் வலி முக்கியமாக தோள் வலி என்று பல உடல் உபாதைகள் வந்தபின் எதுக்கும் ஒரு 'செக் அப்' பண்ணி பார்ப்போம் என்று 'சுகர் பீபி செக் அப்' செய்தால் ரத்த சுகர் அளவு அதிகமாகி இருப்பதும், பீபி (ரத்த கொதிப்பு) அதிகமாகி இருப்பது தெரியவரும்; 'Hbaιc' என்-கிற டெஸ்ட் எடுத்தால் அதுவும் அதிகமாகி இருக்கும். 'ஹீமோகுளோ-

பின்' எனப்படும் ரத்தத்தில் 'ஆக்சிஜன்' எடுத்து செல்லும் ஒரு கெமிக்-கல் க்ளுகோஸையும் வைத்து கொள்ளும். சிகப்பு ரத்த அணுக்களில் இருக்கும் இந்த ஹீமோகுளோபின் சிகப்பு ரத்த அணுக்களின் ஆயுட்-காலமான 80-120 நாட்கள் வரை இருக்கும் என்பதால் கடந்த மூன்று மாதங்களில் ரத்த சர்க்கரை அளவு எப்படி இருந்தது என்பதை காட்-டும் ஒரு பரிசோதனையாக இந்த Hba1c டெஸ்ட் இருக்கிறது. 5.7% குள் இருந்தால் நார்மல்; 5.7%க்கு மேல் இருந்தால் 'prediabetic' - சர்க்கரை நோய்க்கு முந்தய நிலை; 6.4% மேல் இருந்தால் 'diabetic' - அதாவது சர்க்கரை நோயாளி என்று அர்த்தம். வெறும் வயிற்றில் ரத்த சர்க்கரை அளவு 126 mg/dl மேல் இருந்தால் சர்க்கரை நோய் உள்ளது என்று அர்த்தம்; அதுவே 100-125 mg/dl வரை இருந்-தால் சர்க்கரை நோய்க்கு முந்தைய நிலை (prediabetic); இப்படி தான் உலக சுகாதார நிறுவனம் வரையறுத்துள்ளது. இந்த பரிசோதனை-கள் எல்லாம் இல்லாத குறுங்கிராமங்களில் வெறும் சிறுநீர் பரிசோதனை மட்டும் செய்யப்படுகின்றன. சிறுநீரில் சுகர் இருந்தால் சர்க்கரை நோய் இருக்கு என்று அர்த்தம் கொண்டு மேலும் பரிசோதனைகள் செய்யப்ப-டும். இப்படி அளவுக்கு அதிகமாக உண்ட இனிப்புகள் மற்றும் மாவுசத்து நிறைந்த உணவுகளில் இருந்து வந்த சர்க்கரையை உடலே சிறுநீரில் வெளிப்படுத்தி அனுப்பிவிடும். நீரிழிவு நோய் உங்களுக்கு இருக்கிறது என்று பரிசோதனைகள் செய்த மருத்துவர் சொல்வார்; ஆனால் அது ஏன் உங்களுக்கு வந்தது என்பதை தெளிவாக பெரும்பாலும் சொல்ல மாட்டார்கள்.

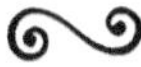

7

மாவு பழக்கம்

"தானும் ரவுடி தான் தானும் ரவுடி தான் என பார்க்கிறான் சீட்டை வியந்து

காணும் கண்களில் தொடங்கி வீணாய் போகும் உடலே என்பதையும் மறந்து

ஒன்றோ இரண்டோ மாத்திரை கொடுத்தால் விழுங்கி கொள்கிறேன் நன்றாய் நானும் என்றும் போல உணவை உண்டு கொள்கிறேன்"

'ஏன் உங்களுக்கு சர்க்கரை நோய் வந்தது?' என்பதை ஒவ்வொ-ருவரும் கேட்க வேண்டும்; அதை விடுத்து "எனக்கும் வந்துவிட்டது!" என்று எல்லாரிடமும் சொல்வது; "நானும் நீரிழிவு நோயாளி!" என்று பரிதாபத்தை ஏற்படுத்துவது; அல்லது அவ்வாறு சொல்வதன் மூலம் சில காரியங்கள் செய்ய முடியாமைக்கு ஒரு காரணமாக அதை கூறுவது என்பதெல்லாம் தவிர்க்க பட வேண்டும். நோயின் மூல காரணம் அறிந்து கொண்டால் ஒழிய ஒரு நோய்க்கு சரியான சிகிச்சை செய்ய முடியாது. ஒரு முறை சர்க்கரை நோய் என்று பரிசோதனையில் தெரிய வந்த பின்பு என்ன தான் ரத்த சர்க்கரை அளவை மருந்து மாத்திரை மூலம் கட்டுக்குள் வைத்தாலும் அடுத்து அடுத்து ஒவ்வொரு உடல் உறுப்-பும் பாதிக்கப்படுவதை காண முடிகின்றது. யாராவது "நீங்கள் கொடுத்த மாத்திரை மருந்து சரியாக எடுத்துக் கொண்ட பின்னும் ஏன் உடல் உபாதைகள் வருகின்றன? ஏன் சர்க்கரை அளவு திரும்பவும் கூடுகி-றது?" என்று கேட்கிறோமா? ஒரு சிலர் கேட்பர்; அவர்களுக்கு கிடைக்-

கும் பதில் - "இன்னும் சாப்பாடு நல்லா கண்ட்ரோல் பண்ணுங்க ; இன்னும் "சக்தி" வாய்ந்த புது மாத்திரை கொடுக்கிறேன் போடுங்க!" அல்லது "நோய் முற்றி விட்டது! இனி இன்சுலின் தான் போட வேண்டும்!" என்றும் கூறுவர். அதன் பிறகும் உறுப்புகள் காப்பாற்றப்படுமா? என்றால் இல்லை! என்பதே கசப்பான உண்மை. பொதுவாக சர்க்கரை நோய் என்று தெரிந்ததும் மாத்திரை எழுதி "அதை சாப்பிடுங்க!" என்று அறிவுரை வழங்கப்படும். உணவில் கண்ட்ரோல் வேண்டும் என்றும் சொல்லப்படும். ஆனால் பெரும்பாலான மருத்துவர்கள் கொடுக்கும் உணவு பட்டியலில் மாவுசத்து 60% வரை எடுக்க வேண்டும் என்று கொடுக்கப்பட்டிருக்கும். அதாவது எடுக்கப்படும் மொத்த கலோரிகளில் 60 சதவீதம் மாவுச்சத்தாக எடுக்க வேண்டும் என்று இருக்கும். அதுவே அதிகம் தான். ஆனால் அதையாவது பின்பற்றுவோமா என்றால் இல்லை; அதற்கு மேலும் மாவுச்சத்து உண்போம். பல நாள் பழக்கம் என்பதால் அதை மாற்றுவது கடினம் தான். ஆனால் அதை மாற்றாமல் விட்டால் ஒவ்வொரு உறுப்பாக பாதிக்கப்படுவதை தடுக்க முடியாது. மாத்திரை சாப்பிட்டால் சர்க்கரை கண்ட்ரோல் செய்து விடலாம் என்று மாத்திரை எழுதி கொடுப்பது; அதை வாங்கி சாப்பிடுவது ஒரு இயல்பான செயல்முறை ஆகிவிட்டது. 'இந்த அரசாங்க அலுவலகங்களில் லஞ்சம் கொடுத்தால் தான் வேலை ஆகும்' என்பது இயல்பான செயல்முறை ஆனதை போல.

நல்ல வியாபாரம்

"நீண்ட வரிசையில் நிற்கிற அடுத்த மனிதனை பார்க்கணுமே
வேண்டா வெறுப்பில் கிறுக்கிய மருந்து சீட்டை நீட்டவே
பாட்டிலே மானே தேனே என் சீட்டிலே விட்டமின் மாத்திரைகள்
நீட்டிலே சீட்டு கிடைத்தது போல மகிழ்ச்சியில் வெளியே செல்கிறான்."

ஒரு மருத்துவர் ஒரு நோயாளியை பார்த்து பரிசோதித்து, என்ன நோய் என்று கண்டறிந்து, அதற்குரிய ஆலோசனை கூறி சிகிச்சை பரிந்துரைக்க தேவையான நேரம் - புது நோயாளி என்றால் 30 நிமிடங்கள்; பழைய நோயாளி என்றால் 15-20 நிமிடங்கள் ஆகும். வளர்ந்த,

மக்கள் தொகை குறைந்த நாடுகளில் இது சாத்தியம்; ஆனால் நம் நாட்டில் சாத்தியம் இல்லை தான். ஆனால் குறைந்த பட்சம் 10-15 நிமிடமாவது புது நோயாளிக்கு ஒதுக்கப்பட வேண்டும். ஆனால் நடப்பது என்ன என்றால் வெறும் 5 நிமிடங்களுக்குள் லேப் ரிப்போர்ட் பார்த்ததும் மாத்திரை எழுத ஆரம்பிப்பது, எழுதி முடிப்பதற்குள் அறிவுரைகள் சொல்வது, எழுதி முடித்தவுடன் அடுத்த நோயாளி என்று மணி ("Money"-அதாவது பணம் - 1. நோயாளி கொடுக்கும் consultation பீஸ்; 2. மாத்திரைக்கு கிடைக்கும் மருந்து கடை 'கமிஷன்' - இப்போதெல்லாம் பெரும்பாலும் மருத்துவர்களே மருந்துக்கடையும் சேர்த்து வைத்துள்ளனர்; எனவே மருந்து மாத்திரை மூலம் கிடைக்கும் லாபம்; 3. ஆய்வக பரிசோதனை கமிஷன் அல்லது லாபம் 4. 'மெடிக்கல் ரெப்கள்' கொடுக்கும் அசையும் மற்றும் அசையா அன்பளிப்புகள் 5. ரெஃபெறல் (referral) கமிஷன் அதாவது வேறு ஒரு பெரிய மருத்துவமனைக்கு/ மருத்துவருக்கு நோயாளியை அனுப்பினால் கிடைக்கும் பணம் என்று வளம் வந்து விடுகிறது; இப்படி சம்பாதிப்பது தவறு இல்லை என்றே வைத்து கொள்வோம். அப்படி பணம் பெற்றுக்கொண்டு நோயை ஆவது குணம் செய்ய முடிகின்றதா என்பது தான் கேள்வி!) அடித்து விடுவது. ஏன் வந்தது? என்ன செய்தால் போகும் என்று எல்லாம் அலசி ஆராய்ந்து அறிவுரை கூறாமல் மெடிக்கல் ரெப் பரிந்துரைத்த புது மாத்திரையை அவசரம் அவசரமாக கிறுக்கிவிட்ட மருந்து சீட்டை நீட்டுவது. "கொஞ்சம் சத்து குறைவா இருக்கே! வைட்டமின் மாத்திரை கொடுங்க டாக்டர்!" என்று சொல்ல அதையும் சேர்த்து கிறுக்க உடனே மன நிறைவுடன் மருந்து சீட்டை எடுத்துக்கொண்டு மாத்திரை வாங்கி சாப்பிட ஆரம்பிப்பது வாடிக்கை. மாத்திரைகள் எத்தனை வகை? எப்படி வேலை செய்கிறது? என்பதை பின்னர் பார்ப்போம். மாத்திரை நிரந்தர தீர்வா? என்பதையும் பார்ப்போம்.

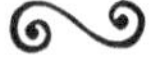

8

இறுதி யாத்திரை வரையா மாத்திரை?

"அன்றுமுதல் இன்றுவரை தொடர்ந்து ஒரே ஒரு குறிக்கோள்

வென்று விட வேண்டும் குருதியில் சர்க்கரை அளவுகள்

மாத்திரை போடு இன்சுலின் போடு வெள்ளைப்பூண்டு இஞ்சி போடு ஆனால்

வாய் திரை மட்டும் போட மாட்டோம் இனிப்பும் மாவும் விடவே மாட்டோம்."

இவ்வாறு மாத்திரை போட ஆரம்பித்து ஓரளவு சர்க்கரை குறைந்து விட்டது என்று சில காலம் போகும்; பிறகு ஏதோ ஒரு பண்டிகையோ ஒரு நிகழ்ச்சியோ வரும், உணவு கொஞ்சம் அதிகமாகும் ரத்த சர்க்க- ரையும் தான். உடனே மருத்துவரிடம் சென்று ஆனதை சொல்ல "இன்- னும் சக்தி வாய்ந்த மாத்திரை எழுதுகிறேன், ஆனால் கூடவே 'டயட் கண்ட்ரோல்' மற்றும் உடற்பயிற்சியும் முக்கியம்" என சொல்ல எப்பவும் போல இரண்டாம் அறிவுரை காற்றில் விட; "அந்த மாத்திரை போட்டும் 'சுகர் கண்ட்ரோல்' ஆகலையே" என்று "சித்த மருத்துவம் ஆயுர்வே- தம் என்று மத்த மருத்துவமும் ஒரு கை பார்த்து விடுவோம்" என்று அவர்கள் கொடுக்கும் மருந்தையும் சாப்பிடுவது; பிறகு கை வைத்தியம் என்று சில உணவுகளை மருந்தாக, கஷாயமாக எடுப்பது என்று பல முறைகளை பின்பற்றி பார்ப்பது; ஆனால் குறைக்க வேண்டிய இனிப்பு

மாவு சத்து நிறைந்த உணவுகளை குறைக்காமல் விடுவது பெரும்பாலும் செய்யப்படும் மிகப்பெரிய தவறு ஆகும். இதற்கு காரணம் - மருத்துவர் பொதுவாக கொடுக்கும் டயட் சார்ட்டில்/அறிவுரையில் குறை மாவு சத்து பரிந்துரைக்கப்படுவதில்லை. "சாப்பிடும் மருந்து எல்லாம் பார்த்துக் கொள்ளும்" என்று நோயாளிகள் நம்புவதும் இதற்கு முக்கிய காரணம்.

மாத்திரையின் யாத்திரை

"கொடுக்கும் மருந்து தினமும் அருந்து சர்க்கரை நோய் போகுமா பறந்து?

கெடுக்கும் மேலும் உடல் நலத்தை எப்படி என்று காண்போமா திறந்து?

அடங்கிய இன்சுலின் வேலையை மீண்டும் துவக்கும் மருந்துகள்
தொடங்கிய வேலை இது தான் சர்க்கரையை செல்லில் திணிக்கும்."

ஒரு நோய் வருகிறது, அதற்குரிய அறிகுறிகள் வருகிறது; எடுத்துக்காட்டாக டைபாய்டு காய்ச்சல் (typhoid) வருகிறது என்று வைத்துக்கொள்வோம்; காய்ச்சல், வயிற்று வலி, வாந்தி போன்ற அறிகுறிகள் வந்து மருத்துவரிடம் சென்று ரத்த பரிசோதனை செய்து டைபாய்டு காய்ச்சல் என்று கண்டுபிடித்து அதற்குரிய சிகிச்சையான 'antibiotics' கொடுத்து குணமாகி விடுவார்கள். ஆனால் நீரிழிவு நோய் என்றால் அப்படி நடப்பதில்லை; நாட்பட்ட நோயான டிபி (tuberculosis) கூட 6-9 மாதம் சிகிச்சை பெற்றால் குணமாகி விடுகிறது. ஏன் சில புற்றுநோய் கூட ஆரம்ப நிலையிலேயே சிகிச்சை அளிக்கப்பட்டால் சில மாதங்களில் குணமாகிவிடுகிறது. நீரிழிவு நோய் அவ்வளவு கொடிய நோயா? முதலில் சொன்னபடி இது முதலில் ஒரு நோயே அல்ல வளர்சிதை மாற்றத்தில் ஏற்படும் மாற்றம் (metabolic disorder). இந்த "நோயை" குணமாக்க முடியாது; ஆனால் கண்ட்ரோலில் வைக்க முடியும் என்பதுதான் பொதுவாக நம்பப்படும் அறிவியல். மாத்திரைகள் மூலம் முடியவில்லை என்றால் இன்சுலின் ஊசி மூலம் ரத்த சர்க்கரையை கண்ட்ரோல் செய்வது தான் தீர்வு என்று நடைமுறையில் உள்ளது. சரி, மாத்திரை சாப்பிட்டால் எல்லாம் சரியாகி விடுமா? என்பதை விரிவாக பார்ப்போம்.

நீரிழிவுக்கான மருந்துகள்:

1921 க்கு முன் இன்சுலின் என்பது உடலில் மட்டுமே சுரக்கும் ஒரு ஹார்மோன் ஆக இருந்தது. 1921இல் முதன் முதலாக இன்சுலின் ஆய்வகத்தில் தயாரிக்கப்பட்டது; அதன்பிறகு பல நீரிழிவு நோயாளி-களின் உயிர் காப்பாற்றப்பட்டது. நீரிழிவு நோய் வகை 1 (டைப் 1 diabetes mellitus), பிறகு டைப் 2 நீரிழிவு நோயாளிகளுக்கும் கொடுக்க ஆரம்பிக்க பட்டது; எனினும் டைப் 2 க்கு வேறு மருத்துவம் தேவைப்பட்டது. ஏனெனில் முன் பார்த்தது போல நோய் காரணம் வேறு; டைப் 1 - இன்சுலின் இல்லாமை (insulin deficiency), டைப் 2 இன்சுலினின் இயலாமை (insulin resistance). டைப் 2 நீரிழிவு நோய்க்கு தீர்வாக வந்த அற்புத மருந்து 'metformin' ஆகும்; டைப் 2 நீரிழிவு நோய்க்கு ஏற்ற நல்ல மருந்தாக கிட்டத்தட்ட 60 ஆண்டு-களுக்கும் மேலாக இருப்பதற்கு காரணம் அதன் செயல் முறை தான். Metformin கல்லீரலில் இருந்து சர்க்கரை வெளிப்படுவதை குறைக்-கிறது மற்றும் தசைகளில் சர்க்கரையை திணித்து விடுகிறது; அதனால் சர்க்கரை அளவை ரத்தத்தில் குறைத்து விடுகிறது. அது தானே நமக்கு தேவை. அன்று முதல் இன்று வரை நீரிழிவு நோய்க்கு நாம் கடைபி-டிக்கும் சிகிச்சை முறை ரத்த சர்க்கரை அளவை கட்டுக்குள் வைத்திட வேண்டும் என்பது தானே. 'Metformin' அனைவருக்கும் ஏற்ற மருந்-தாக இருக்கவில்லை; வயிற்று உபாதைகள், வயிற்றுப்போக்கு, வயிறு வலி, உடல் எடை குறைவது போன்ற பக்க விளைவுகள் சிலருக்கு உரு-வாகவே வேறு மருந்துகள் தேவைப்பட்டது. "Sulfonylureas" எனப்ப-டும் இன்சுலின் தூண்டிகள் மார்கெட்டுக்கு வந்தன. அதாவது கணை-யத்தை தூண்டி இன்சுலினை சுரக்க செய்யும். Metformin மட்டும் பத்தாது sulfonyl ureas என்னும் மருந்தையும் சேர்த்து கொடுக்க வேண்டும் என்பது இன்றளவும் பின்பற்றப்படுகிறது. நீரிழிவு நோயில் என்ன ஆகிறது? என்பதை முழுமையாக பார்த்தால் இது சரியா? என்-பது விளங்கும்.

சாப்பாட்டில் அதிக சர்க்கரை/அதிக முறை சாப்பிடுவது ——> ரத்-தத்தில் அதிக சர்க்கரை ——> ரத்தத்தில் அதிக இன்சுலின் அதிக முறை அதிகமாவது ——> செல்லுக்குள் அதிக சர்க்கரை ——> இன்-சுலின் தடுப்பு (ரெசிஸ்டன்ஸ்) உருவாக்கம்

இது பாதி கதை தான்; இதன் பின் படிப்படியாக கணையம் பழு-
தடைந்து, சுரக்கும் இன்சுலின் அளவு குறைந்து கொண்டே போகும்.
அதிக நாட்கள் ரத்த சர்க்கரை அதிகமாக இருப்பதே காரணம் என்று
நம்பப்படுகிறது. இந்த 'தியரி' படி நீரிழிவு நோய் என்றாலே வாழ்நாள்
முழுவதும் மாத்திரை தேவை சில ஆண்டுகளோ இல்லை பல ஆண்-
டுகளோ கழித்து, இன்சுலினும் தேவைப்படும் என்பதே தீர்வு. இன்சு-
லினோ அல்லது இன்சுலினை தூண்டும் மருந்து மாத்திரைகளோ என்ன
செய்யும்? இரத்த சர்க்கரை அளவை குறைக்க ரத்தத்தில் உள்ள சர்-
க்கரையை செல்லுக்குள் திணிக்கும்; ரத்த பரிசோதனை செய்யும் போது
சர்க்கரை அளவு குறைந்திருக்கும்; ஆனால் நீரிழிவு நோயால் வரும்
மற்ற உடல் உறுப்புகளின் சேதம் குறையுமா? என்றால் இல்லை. நீரி-
ழிவு நோய் தரும் பின் விளைவுகளை மருத்துவ அறிவியல் இரண்டு
விதமாக பிரித்து கூறுகிறது; ஒன்று இரத்த சர்க்கரை அளவு கண்ட்-
ரோலில் இருந்தால் தடுக்கபடும் விளைவுகள்; இரண்டாவது ரத்த சர்-
க்கரை அளவு கண்ட்ரோலில் இருந்தாலும் ஏற்படும் விளைவுகள்! ஆச்-
சரியமாக இருக்கிறதா? ஆனால் அது தான் உண்மை. ரத்த சர்க்கரை
அளவு கண்ட்ரோலில் இருந்தாலும் உறுப்புகள் சேதம் அடைவது தடுக்க
முடியாததற்கு காரணம் மூல காரணத்தை விட்டுவிட்டு ரத்த சர்க்கரை
அளவை கட்டுப்படுத்துவதை மட்டுமே குறிக்கோளாக கொள்வதுதான்.
மூல காரணம் என்ன? அதே பழைய பஞ்சாங்கம் தான்.

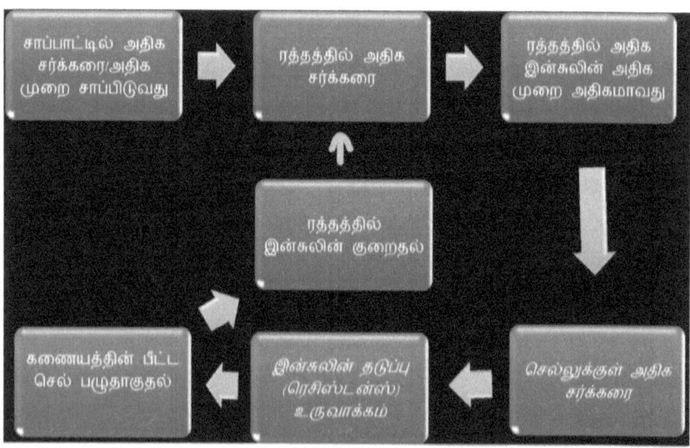

சாப்பாட்டில் அதிக சர்க்கரை/அதிக முறை சாப்பிடுவது ——> ரத்-தத்தில் அதிக சர்க்கரை ——> ரத்தத்தில் அதிக இன்சுலின் அதிக முறை அதிகமாவது ——> செல்லுக்குள் அதிக சர்க்கரை ——> இன்-சுலின் தடுப்பு (ரெசிஸ்டன்ஸ்) உருவாக்கம் ---> கணையத்தின் பீட்ட செல் பழுதாகுதல் ---> ரத்தத்தில் இன்சுலின் குறைதல் ---> ரத்தத்-தில் அதிக சர்க்கரை

9

சர்க்கரையின் அட்டகாசம்

"சர்க்கரையை கொழுப்பாய் மாற்றும் ரத்தத்தில் கொழுப்பை ஏற்றும்
அக்கரையாய் கொழுப்பு தன் வேலையை நன்றாய் காட்டும்
ஈரலில் வீக்கம் இதய நாளத்தில் அடைப்பு கண் பார்வை இழப்பு
சீர் முதல் கால் வரை நரம்பு மண்டலம் தாக்கம் இறுதியில் உயிர்
இழப்பு!"

இந்த சர்க்கரை சர்க்கரையாய் மட்டும் இருக்குமா? என்றால்
இல்லை; அது சர்வ வல்லமை படைத்த ஒரு சக்தி வாய்ந்த உணவு
பொருள். சர்க்கரை ரத்தத்தில் அதிகமாகும் போது இன்சுலின் சுரந்து
செல்லுக்குள் போகும் என்று பார்த்தோம். உள்ளே போன சர்க்கரை
என்ன ஆகும்? என்பதை விரிவாக பார்ப்போம். உடலில் பெரும்பாலும்
சர்க்கரை என்பது எரிபொருளாக செயல்படும் என்பதால் சர்க்கரை
எரிக்கப்பட்டு சக்தியாகி விடும். ஆனால் அளவுக்கதிமாக சர்க்கரை
இருந்தால் என்ன ஆகும்? கல்லீரலில் அதிக குளுக்கோஸ் ஒன்றன்பின்
ஒன்றாக கோர்க்கப்பட்டு 'கிளைகோஜென்' என்னும் கெமிக்கல் ஆக
மாற்றப்பட்டு சேமித்து வைக்கப்படும். எப்படி நமக்கு நிறைய பணம்
இருந்தால் அதை நாம் ஒரு உண்டியலில் சேமித்து வைக்கிறோமோ
அது போல இதுவும் ஒரு சேமிப்பு முறை தான். அவசரத்துக்கு மனை-
வியுடன் சண்டை போட்டதனாலோ அல்லது வேறு காரணத்தினாலோ
உணவு கிடைக்காமல் போனால், இந்த 'கிளைகோஜென்' திரும்பவும்

உடைக்கப்பட்டு குளுக்கோஸாக மாற்றப்படும். தசைகளில் அளவுக்கதி-கமாக குளுக்கோஸ் இருந்தால் தசைக்குள்ளும் கிளைகோஜென் ஆக மாற்றப்படும்; இந்த கிளைகோஜென் தசைக்கு மட்டும் தான் உபயோ-கமாகும்; முன்பு சொன்னது போல, உணவு மூலம் சர்க்கரை கிட்டாத காலகட்டத்தில் பயன்படும். ஆனால் மேலும் மேலும் சர்க்கரை மற்-றும் மாவுச்சத்து நிறைந்த உணவுகளை சாப்பிட்டுக்கொண்டே இருந்-தால், கல்லீரலில் கொழுப்பாக மாற்றப்படும். இது உண்டியலில் வைக்க முடியாத அளவு பணம் இருந்தால் நகையாக சேவிங் செய்வது போல. கொழுப்பாக மாற்றப்பட்ட பின் உடலில் பல பகுதிகளுக்கு அனுப்பி வைக்கும். முக்கியமாக வயிற்றுப் பகுதிகளில் தொந்தியாகவும், இடிப்பு மடிப்புகளாகவும் பிறகு மற்ற உள்ளுறுப்புகளில் கூட படிய ஆரம்பிக்கும். கல்லீரலுக்குள்ளேயே கொழுப்பாக படிந்து கல்லீரலின் செயல்பாட்டை கூட பாதிக்கும். கல்லீரலில் கொழுப்பு - 'fatty liver' எனப்படும் நோய் உருவாகும். இந்த மாதிரி கல்லீரலில் சேர்ந்த கொழுப்பு, தசைகளுக்குள் சேர்ந்த கொழுப்பு மற்றும் பல்வேறு உறுப்புகளில் சேர்ந்த கொழுப்பு எல்-லாம் மென்மேலும் இன்சுலின் தடுப்புத்தன்மையை(இன்சுலின் ரெசிஸ்-டன்ஸ்) அதிகப்படுத்தும்.

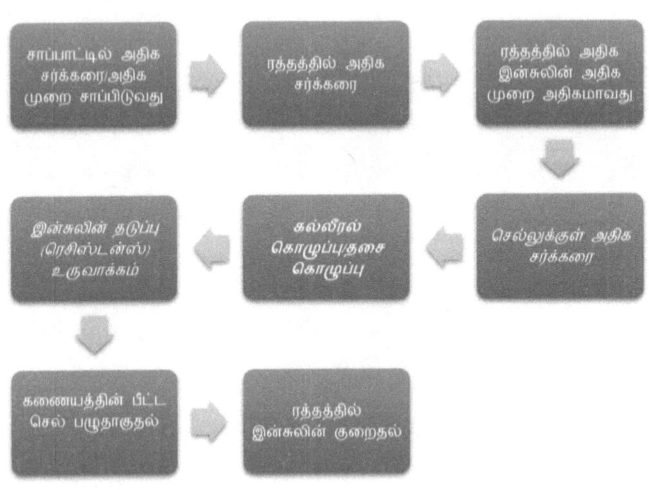

சாப்பாட்டில் அதிக சர்க்கரை/அதிக முறை சாப்பிடுவது ——> ரத்-தத்தில் அதிக சர்க்கரை ——> ரத்தத்தில் அதிக இன்சுலின் அதிக முறை அதிகமாவது ——> செல்லுக்குள் அதிக சர்க்கரை ——> கல்-லீரல் கொழுப்பு/தசை கொழுப்பு ——> இன்சுலின் தடுப்பு (ரெசிஸ்-டன்ஸ்) உருவாக்கம் ---> கணையத்தின் பீட்ட செல் பழுதாகுதல் ---> ரத்தத்தில் இன்சுலின் குறைதல் ---> ரத்தத்தில் அதிக சர்க்கரை

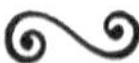

10

கசப்பான மருந்தும் கசக்கும் உண்மையும்

சரி, இந்த சர்க்கரை நோயை கட்டுப்படுத்த பயன்படுத்தப்படும் மாத்திரைகள் எல்லாம் என்ன செய்யும் என்பதை பார்க்கலாம். முக்கியமாக இன்சுலினை அதிகரிக்க செய்து ரத்த சர்க்கரையை குறைக்கும் மாத்திரைகள் அல்லது/மற்றும் இன்சுலின் என்ன செய்யும் என்றால் செல்லுக்குள் மென்மேலும் குளுக்கோசை தள்ளும்; அதனால் ரத்த சர்க்கரை குறையும்; ஆனால், செல்லுக்குள் சர்க்கரை திணிக்க படுவதால் கொழுப்பாக மாறுவது தடுக்கப்படாது. இன்சுலின் ரெசிஸ்டன்ஸ் குறையாமல் இன்னும் கூடும். சர்க்கரை நோயின் விளைவுகள் முக்கியமாக இதயநோய், பக்க வாதம், சிறுநீரக பாதிப்பு, கண் மற்றும் நரம்பு கோளாறுகள் தடுக்கப்படாது. நீரிழிவு நோய்க்கு பொதுவாக கொடுக்கப்படும் எந்த வித மாத்திரையும் அல்லது இன்சுலினும் நோய்க்கான மூல காரணமான "அதிக இன்சுலினை" (hyperinsulinemia) எதுவும் செய்வதில்லை. அதுமட்டுமின்றி இன்சுலினை அதிகரிக்க செய்யும் இன்சுலின் ஊசி மற்றும் sulfonyl ureas போன்ற மாத்திரைகள் நோயை மென்மேலும் மோசமடைய செய்கிறது என்பது கசப்பான உண்மை!

Let மீ சிங் a குட்டி ஸ்டோரி...

"நீரிழிவு கோட்டை" என்று ஒரு ஊர் உள்ளது என்று வைத்துக்-கொள்வோம். அந்த ஊரில் ஒவ்வொரு வீட்டிற்கும்(செல்) தினமும் மூன்று முறை சர்க்கரை(குளுக்கோஸ்) தரப்படுகிறது. தினமும் மூன்று முறை சர்க்கரை உண்டு ஊரில் உள்ளோர் சந்தோஷமாக இருக்-கின்றனர். ஊருக்கு சர்க்கரை வரத்து அதிகமாகி விடவே தினமும் பலமுறை நிறைய சர்க்கரை எல்லார் வீட்டிற்கும் விநியோகம் செய்யப்பட ஆரம்பிக்கப்படுகிறது. 'Mr. இன்சுலின்' என்னும் 'டெலிவரி மேன்' மூலம் எல்லா வீட்டிற்கும் டெலிவெரி செய்யப்படுகிறது. வீட்டிலே உள்ள அண்டா குண்டா என்று அனைத்திலும் சர்க்கரை நிரப்பி வைக்கப்-படுகிறது. இனி சர்க்கரை வேண்டாம் என்று முடிவு செய்து அனைவ-ரும் வீட்டு கதவை அடைத்து விடுகின்றனர், Mr. இன்சுலின் எத்-தனை முறை காலிங் பெல் அடித்தாலும் கதவு திறக்கப்படுவதில்லை (இன்சுலின் தடுப்புத்தன்மை - ரெசிஸ்டன்ஸ்). பிறகு ஊருக்குள் வரும் சர்க்கரை ரோட்டிலேயே கொட்டி கிடப்பதால் இன்னும் நிறைய பேர் டெலிவரி செய்ய நியமிக்க படுகின்றனர். ஆனாலும் கதவு திறக்கப்படாத காரணத்தால் வீட்டிற்கு டெலிவரி செய்ய முடியவில்லை. ரோட்டில் கொட்டி கிடைக்கும் சர்க்கரையை பார்த்து டென்ஷன் ஆன ஊர் தலைவர் (endocrinologist/diabetologist) இன்னும் நிறைய பேரை டெலிவரி செய்யநியமனம் செய்கிறார். அசலூரில் இருந்து வந்த டெலி-வரி பையன்கள் கதவை வலுக்கட்டாயமாக திறந்து உள்ளே சர்க்க-ரையை கொட்டி விட்டு சென்று விடுவதால், சாலையில் சர்க்கரை இல்லாமல் தூய்மையானது, ஊர்தலைவர் சந்தோஷமானார். ஆனால் வீடுகளில் அதிக சர்க்கரை நிரம்பி வழிந்து கொண்டிருக்கும். சர்க்கரை எல்லாம் 'freezer' இல் வைத்து வீடுகளில் குடவுனில் சேமிக்கப்படுகி-றது (கொழுப்பாக). ஒரு எல்லைக்கு மேல் போகவே பல பிரச்சனைகள் உருவாகின்றன. ஒரு நிரந்தர தீர்வே இல்லாமல் அந்த ஊர் திணறுகி-றது.

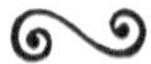

11

கொழுப்பு பிரச்சனையா?

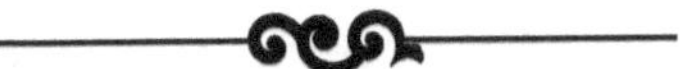

"இரத்தத்தில் கொழுப்பு! கண்டதும் சுட உத்தரவு போடும் மருத்துவன் மொத்தத்தில் என்ன பிரச்சனை என்பதை பார்க்க தவறுகிறான் மருந்து கொடுத்து ரத்த கொழுப்பை குறைத்து விட வேண்டும் அருந்திவிடு கொழுப்பு மாத்திரை இதய நோய் வராமல் இருக்க வேண்டும்."

ரத்தத்தில் கொழுப்பு எப்படி வருகிறது என்று பார்க்கலாம். தேவைக்கு அதிகமாக உட்கொள்ளப்படும் சர்க்கரை, (இனிப்பு மட்டும் மாவுச்சத்து நிறைந்த உணவு மூலம்) கல்லீரலில் கிளைகோஜென் ஆக மாற்றப்பட்டு, அதன் பின்னும் அதிக சர்க்கரை மீதம் இருக்கும் பட்சத்-தில் கொழுப்பாக மாற்றப்படும் என்று பார்த்தோம். அந்த கொழுப்பின் பெயர் டிரைகிளிசரைடு (triglyceride) - அது ஒரு கெட்டக்கொழுப்பு; டிரைகிளிசரைடுகளை எங்கேயாவது சேமித்து வைக்க வேண்டும்; அதற்-காக VLDL (வெரி லோ டென்சிட்டி லிப்போப்ரோடீன்) என்னும் கொழுப்பாக மாற்றி உடலில் பல்வேறு பாகங்களுக்கு அனுப்பப்படும். வயிற்று இடுப்பு பகுதிகளிலும், தோலுக்கு அடியிலும் அதையும் தாண்டி இருக்கும் பட்சத்தில் சில உள்ளுறுப்புகளிலும் கூட படிய ஆரம்பிக்கும். ரத்தத்தில் டிரைகிளிசரைடு கொழுப்பு அதிகமாக இருக்கும் போது HDL (ஹை டென்சிட்டி லிப்போ புரோட்டீன்) என்னும் நல்ல கொழுப்பு குறைந்து விடும். டிரைகிளிசிரைடு மற்றும் LDL - கெட்ட கொழுப்புகள்;

ரத்த குழாய்களுக்குள் அடைப்பு ஏற்படுத்துவதில் பெரும்பங்கு வகிக்கி-றது. சுருக்கமாக சொல்ல வேண்டும் என்றால் ரத்தத்தில் LDL கொழுப்பு அதிகமாக இருந்தால் கொழுப்பு நிறைய சேர்க்கிறது என்று அர்த்தம்; ரத்த குழாய் அடைப்பு வருவதற்கான வாய்ப்பு அதிகம். அதுவே HDL அதிகமாக இருந்தால், கொழுப்பு கரைகிறது என்று அர்த்தம். LDL மற்றும் டிரைகிளிசரைடு அதிகமாக இருந்தால் ரத்த குழாய் அடைப்பு வருவதற்கான வாய்ப்பு அதிகம்; அதுவே HDL கொழுப்பு அதிக-மாக இருந்தால் ரத்த குழாய் அடைப்பு வருவதற்கான வாய்ப்பு குறை-யும். இங்கே ஒரு விஷயத்தை கவனிக்க வேண்டும். LDL அதிக-மாக இருந்தாலே அது ரத்தக்குழாயை போய் அடைக்கும் என்றில்லை. உடலில் 'inflammation' அதாவது சில விளைவுகளால் ரத்தக்குழாய்-களில் உட்பகுதிகளில் சிறிது சிறிதாக காயங்கள் ஏற்பட்டு அவற்றை குணமாக்க வெள்ளை அணுக்கள் அந்த இடங்களில் சேரும்; அந்த வெள்ளை அணுக்கள் கொழுப்பை ஈர்த்து அந்த புண்ணை ஆற்ற பார்க்கும்; அப்போது பக்க விளைவாக ஏற்படுவது தான் இந்த ரத்த குழாய்களில் அடைப்பு ஆகும். ஆக நாம் குறைக்க வேண்டியது முக்-கியமாக அந்த ரத்த குழாய்களை பாதிக்கும் அதிக ரத்த அழுத்தம், அதிக இன்சுலின், அதிக க்ளூகோஸ், தவறான உணவுகள், தவறான வாழ்க்கை முறைகள் தானே தவிர கெட்ட கொழுப்பை மட்டும் குறைத்-தால் போதும் என்று ஆகாது. ஆனால் நடைமுறையில் பொதுவாக ரத்தத்தில் அதிக கொழுப்பு என்றாலே அதை குறைப்பதற்கு மாத்திரை தான் வழி என்று சொல்லப்படுகிறது. அதாவது ஸ்டேட்டின் எனப்படும் மாத்திரைகள் எல்லா ரத்த கொழுப்பையும் குறைக்கும்; டிரைகிளிசரைடு குறைக்க "fenofibrate" என்னும் மாத்திரை கொடுக்கப்படுகிறது. இந்த மாத்திரைகள் கெட்ட கொழுப்புகள் குறைப்பதன் மூலம் ரத்த குழாய் அடைப்பை குறைக்கும் என்று கொடுக்கப்படுகிறது.

சர்க்கரையே கொழுப்பு

"மருந்து கொடுத்து கொழுப்பு குறைக்கும் இது போன்ற செயல்
கருப்பு பணம் ஒழிக்க பணத்தால் செல்லாது என்பது போல்
பலனில்லாமல் தோற்று போக ரத்த நாளங்கள் அடைத்து விடும்
புலப்படாத அந்த எதிரி தலை முதல் கால் வரை குடைத்து விடும்"

ரத்தத்தில் கொழுப்பு குறைக்க என்ன செய்ய வேண்டும்? எப்படி கொழுப்பு வருகிறது என்று பார்த்தோம் அல்லவா? அதை வைத்து சொல்லுங்கள். உணவில் இருக்கும் சர்க்கரை தான் அதிகம் ஆகும் போது கொழுப்பாக மாறுகிறது. அதனால் உணவில் சர்க்கரை மற்றும் சுத்திகரிக்கப்பட்ட கார்போஹைட்ரெட்ஸ் (மாவுச்சத்துகளை) தவிர்க்க வேண்டும். அதை விடுத்து கொழுப்பு குறைக்கும் 'ஸ்டேடின்ஸ்' எனப்படும் மாத்திரைகள் சாப்பிட்டால், ரத்தத்தில் கொழுப்பு குறையும்: ஆனால் மூல காரணத்தை விட்டு விட்டு, வேரை விட்டு விட்டு, இலைகளையும் கிளைகளையும் வாழ்நாள் முழுக்க வெட்டி கொண்டா இருப்பது? வாழ்-நாள் முழுக்க கொழுப்பு குறைக்கும் மாத்திரை போடுவதால், அதற்கு ஆகும் செலவு என்னும் சுமை ஒரு பக்கம்; இன்னொரு பக்கம் அதனால் வரும் பக்க விளைவுகள்! ஸ்டேடின்ஸ் எனப்படும் கொழுப்பு குறைக்கும் மாத்திரைகள் கொழுப்பை குறைக்கும்; நல்ல கொழுப்பையும் சேர்த்து தான் குறைக்கும். தசைகளில் வலி உண்டாக்கும்; எப்போதும் சோர்வாக இருக்க செய்யும்; வயிறு உபாதைகள் வரும்; தூக்கமின்மை வரும்; ஏன் நீரிழிவு நோயையே கூட இது உண்டாக்கும்! சில பேருக்கு இத்தகைய பக்க விளைவுகளால் மாத்திரையை நிறுத்தும் நிலைமை கூட வரலாம். கெட்ட கொழுப்பு அதிகமாக இருப்போருக்கு மட்டும் கொடுக்-கப்பட்டு வந்த இந்த மருந்துகள் கொழுப்பு நார்மல் ஆக இருந்தா-லும் சர்க்கரை நோய், அதிக ரத்த அழுத்தம், குடும்பத்தில் ஏற்கனவே யாருக்காவது இதய நோய் பக்க வாதம் இருந்தாலோ கூட கொடுக்-கப்பட வேண்டும் என்று சமீபத்திய ஆராய்ச்சிகள் சொல்கிறது. ஒருவ-ருக்கு இதய நோய் ஏற்கனவே வந்து விட்டது; அவருக்கு இந்த மாத்-திரைகள் சாப்பிட சொன்னால் சாப்பிடுவார், மறுபடியும் வரக்கூடாது என்று. அதுவே "இனிமேல் இதய நோய் வராமல் இருக்க இந்த மாத்-திரை சாப்பிடுங்கள்" என்று சொன்னால் எவ்வளவு பேர் கேட்பார்கள்? ஆராய்ச்சி முடிவுகள் என்னவோ கொழுப்பு மாத்திரை மூலம் இதய நோய் வருவது குறைகிறது என்று கூறுகிறது; ஆனால் நடைமுறையில் அது நடப்பதில்லை. பக்க விளைவுகள் வந்து மாத்திரை சாப்பிடுவதை நிறுத்தி விடுகின்றனர்; அடுத்து அடுத்து ரத்த நாளங்களில் அடைப்பு ஏற்பட்டு விடுகிறது. உணவு முறையில் மாற்றம் தான் இதற்கு நிரந்தர தீர்வு என்று புரிந்து கொள்ளும் அளவு நோயாளிகளுக்கும் பொறுமை

இருப்பது இல்லை; அதை சொல்லி புரிய வைக்கும் அளவு மருத்துவர்-களுக்கும் நேரம் இருப்பதில்லை.

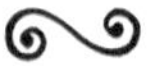

12

அந்த குழாயை கொஞ்சம் மூடுங்க பா!

───── ஓ ─────

"நீர் நிரம்பும் தொட்டியில் அடைப்பு ஏற்படும்போது
சீர் செய்ய நாமும் முதலில் அடைக்க வேண்டியது
மூலமாக இருக்கும் நீர் வரும் குழாய்யைதானே
மேலோட்டமாக நீரை அள்ளி ஊற்றுவது வீணே!"

ஒரு குளியல் தொட்டி இருக்கிறது என்று வைத்துக்கொள்வோம் அதில் தண்ணீர் நிரம்பிவிட்டது, வெளியேற்றும் ஓட்டையில் அடைப்பு ஏற்பட்டுவிட்டது என்று வைத்துக்கொள்வோம். தண்ணீர் மெதுவாக வெளியேறுகிறது என்றால் ஒரு வாலியோ டப்பாவோ எடுத்து அதை உபயோகித்து, அந்த தொட்டியில் உள்ள தண்ணீரை குறைக்க பார்ப்-போமா? இல்லை தண்ணீர் வரும் குழாயை அடைப்போமா? நன்றாக யோசித்து சொல்லுங்கள். ஏனென்றால் தண்ணீர் வரும் குழாயை அடைக்காமல் நாம் வெறும் வாலியை டப்பாவை மட்டும் நம்பி இருந்-தால் நாம் தண்ணீரை எடுத்து எடுத்து ஊற்றிக்கொண்டே இருக்க வேண்டியதுதான்; அதற்கு ஒரு முடிவே இருக்காது. அதுவே நீர் வரும் குழாயை அடைத்துவிட்டால் சில நிமிடங்களில் அந்த தொட்டியில் உள்ள தண்ணீர் வெளியேறி விடும்; அதன் பிறகு வாலி டப்பாவும் தேவைப்படாது. இந்த எடுத்துக்காட்டில் நீர் வரும் குழாய் - சர்க்கரை

மற்றும் சுத்திகரிக்கப்பட்ட மாவு சத்து (refined கார்போஹைட்ரெட்ஸ்) நிறைந்த உணவுகள்; குளியல் தொட்டியில் உள்ள தண்ணீர் நம் ரத்-தத்தில் உள்ள அதிக சர்க்கரை அளவு; வாலி, டப்பா எல்லாம் ரத்த சர்க்கரை குறைக்க பயன்படுத்தப்படும் மருந்து மாத்திரைகள். வாழ்நாள் முழுக்க சர்க்கரை நோயை கட்டுக்குள் வைக்க மருந்து மாத்திரை சாப்-பிட்டுக் கொண்டிருக்கும் செயல் - குழாயை மூடாமல் வாலி டப்பாவில் தண்ணீரை மோந்து ஊற்றும் செயலே ஆகும். இந்த அடிப்படை தெளிவு கூட இல்லாமலா நீரிழிவு நோயாளிகள் வாழ்நாள் முழுக்க மாத்திரை சாப்பிடுகின்றனர்? நோயாளியை விடுங்க! அவர்கள் மருத்துவம் படிக்க-வில்லை; அவர்களுக்கு தெரிய வாய்ப்பில்லை எனலாம்; படித்த மருத்து-வர்களுக்கு கூட இந்த அடிப்படை தெளிவு இல்லாமல் போய் விட்டதா? அது ஏன் என்று பின்னர் பார்ப்போம். நீரிழிவில் ஏற்படும் மாற்றங்க-ளில் சிக்கலான பல ரியாக்ஷன்கள் உண்டு; எனினும் 'குறை மாவுசத்து உணவு முறை' என்னும் "குழாயை அடைப்பது" போன்ற ஒரு எளிதான முறையில் குணப்படுத்தலாம் என்பதை விளக்கத்தான் இந்த உருவகம் பயன்படுத்தப்பட்டுள்ளது. இப்போது உணவு முறையில் மாற்றம் கொண்டு வந்தால் நீரிழிவு நோயை குணப்படுத்த முடியுமா என்று பார்ப்போம். இதுவரை நாம் பார்த்த அந்த மெக்கானிசம் திரும்ப பாப்போம்

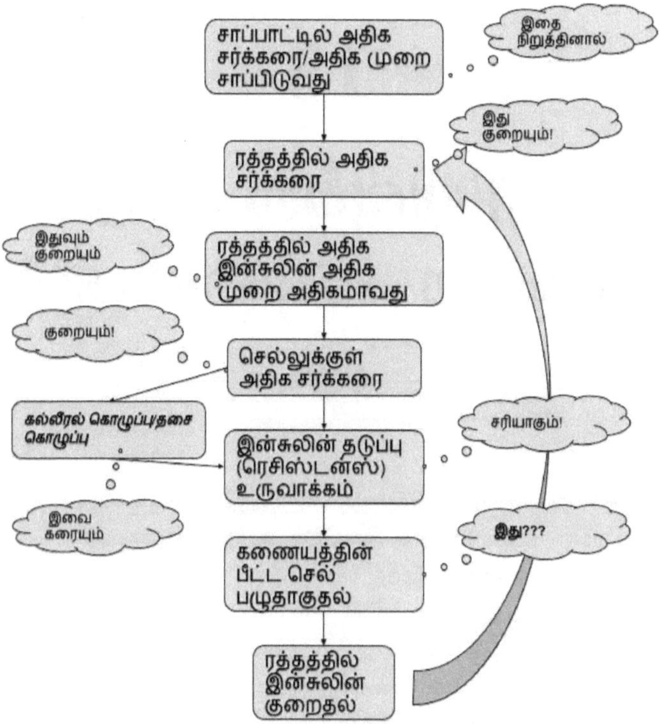

சாப்பாட்டில் அதிக சர்க்கரை/அதிக முறை சாப்பிடுவது இதை நிறுத்தினால் ——> ரத்தத்தில் அதிக சர்க்கரை இது குறையும் ——> ரத்தத்தில் அதிக இன்சுலின் அதிக முறை அதிகமாவது இதுவும் குறையும் ——> செல்லுக்குள் அதிக சர்க்கரை குறையும் ——> கல்லீரல் கொழுப்பு/தசை கொழுப்பு இவை கரையும் ——> இன்சுலின் தடுப்பு (ரெசிஸ்டன்ஸ்) சரியாகும் ---> கணையத்தின் பீட்ட செல் பழுதாகுதல் இது???(---> ரத்தத்தில் இன்சுலின் குறைதல் ---> ரத்தத்தில் அதிக சர்க்கரை)

13

நீரிழிவுக்கு ஒரு முடிவே இல்லையா?

அல்லோபதி மருத்துவம் இதுவரை செய்த ஆராய்ச்சிப்படி என்ன நம்பு-கிறது என்றால் படிப்படியாக இன்சுலின் சுரக்கும் கணையத்தில் உள்ள பீட்டா செல்கள் செயல் இழந்து விடுகின்றன; 'பர்ன்ஸ் அவுட்!' (burns out) அதாவது 'இதற்கு மேல் என்னால் முடியாது பா!' என்று செயல் இழந்து விடுகின்றன. இந்த தியரி படி பார்த்தால் இது ஒரு நிரந்தர டேமேஜ். பீட்டா செல்களில் இருந்து திரும்ப நார்மலாக இன்-சுலின் சுரப்பது என்பது குதிரைக்கொம்பு! ஆனால் சில ஆராய்ச்சி-கள் என்ன சொல்கிறது என்றால் 'கணையத்தில் கொழுப்பு படிகிறது' என்று சொல்கிறது. நாம் ஏற்கனவே பார்த்தோம் அல்லவா உள்ளுறுப்-புகளில் கொழுப்பு படியும் என்று, கணையத்தை மட்டும் விட்டு வைக்-குமா என்ன? கணையத்தில் படிந்த கொழுப்பு பீட்டா செல்களை செயல் இழக்க செய்து விடுகிறது. எந்த ஒரு உறுப்பிலும் கொழுப்பு அளவுக்கு மீறி படிந்தால் படிப்படியாக அந்த உறுப்பு செயல் இழக்கும்; எடுத்துக்-காட்டாக கல்லீரலில் படியும் கொழுப்பு படிப்படியாக அதன் செயல்-பாட்டை குறைக்கும்; கடைசியில் சிரோசிஸ் (cirrhosis); அதன் பிறகு லிவர் செயலிழப்பு (liver failure) அதாவது கல்லீரல் முற்றிலும் செயல் இழக்கும் நிலை ஏற்படும். கொழுப்பு படியும் நிலையிலேயே நாம் கல்லீரல் கொழுப்பு நோயை (fatty liver) கண்டுபிடித்துவிட்டால் கல்லீரல் கொழுப்பை குறைத்து அதை காப்பாற்றி விடலாம். அதுபோல

கணையத்தில் உள்ள கொழுப்பை கரைத்துவிட்டால் பீட்டா செல்கள் திரும்பவும் நார்மலாக இன்சுலின் சுரக்க ஆரம்பித்துவிடும். 'இது வெறும் ஒரு அனுமானம்' என்றால் இல்லை. அதற்கு நாம் 'பேரியாட்ரிக் சர்ஜரி' (bariatric surgery) என்னும் சிகிச்சை முறை பற்றி பார்க்க வேண்-டும். பேரியாட்ரிக் சர்ஜரி என்றால் உடல் எடை குறைக்க செய்யப்-படும் அறுவை சிகிச்சை முறை ஆகும்; இரைப்பை மற்றும் குடலில் ஒரு பகுதியை அறுத்து எடுத்து விட்டு மீதமுள்ளதை இணைத்து விடு-வது என்று எளிதாக விளக்கலாம். (இதில் பல வகை உண்டு அது நமக்கு தேவை இல்லை; ஏனென்றால், இந்த அறுவை சிகிச்சையை நான் பரிந்துரைக்க போவதில்லை) இந்த அறுவை சிகிச்சை செய்த ஒரு சில வாரங்களில் உடல் எடை குறைகிறது; முக்கியமாக உள்ளுறுப்புக-ளில் படிந்த கொழுப்புகள் குறைகிறது; மற்றும் இன்னொரு முக்கியமான விஷயம் நடக்கிறது; நீரிழிவு நோய் குணமாகிறது! ஆம் இன்சுலின் மற்-றும் மாத்திரைகள் எடுத்துக் கொண்டிருந்தவர்களுக்கு இந்த அறுவை சிகிச்சை மேற்கொண்ட பின்னர் மருந்து மாத்திரை இல்லாமலேயே ரத்த சர்க்கரை அளவு நார்மல் ஆனது. அதற்கு காரணம் உள்ளுறுப்புகளில் படிந்த கொழுப்புகள் கரைந்ததே ஆகும்.

அந்த பேரியாட்ரிக் சர்ஜரி யில் நடந்தது என்ன? என்று தெளிவாக பார்க்கலாம்.

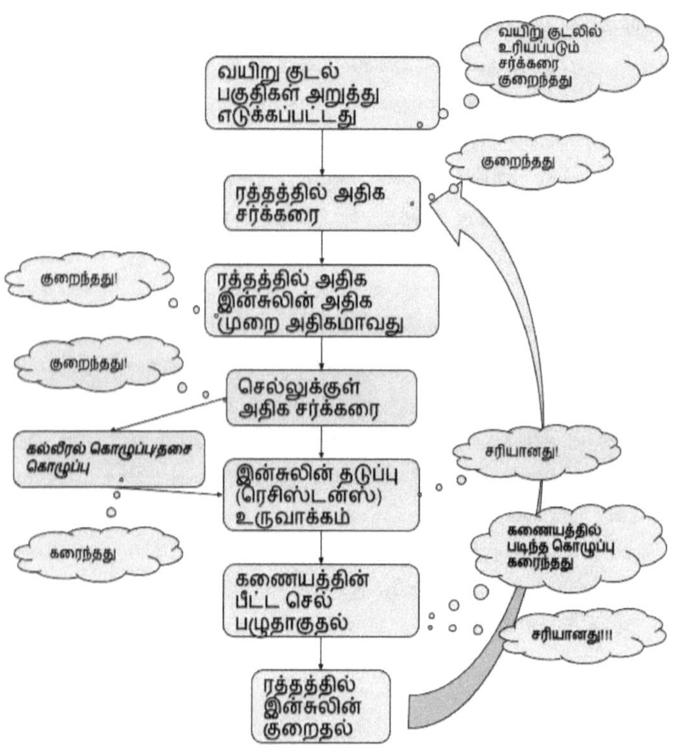

அதிக இன்சுலின் அதிக முறை அதிகமாவது குறைந்தது ——> செல்லுக்குள் அதிக சர்க்கரை குறைந்தது ——> கல்லீரல் கொழுப்பு/ தசை கொழுப்பு கரைந்தது ——> இன்சுலின் தடுப்பு (ரெசிஸ்டன்ஸ்) சரியானது ---> கணையத்தில் படிந்த கொழுப்பு கரைந்தது → கணை- யத்தின் பீட்ட செல் பழுதாகுதல் சரியானது!!! ---> ரத்தத்தில் இன்சு- லின் குறைதல் சரியானது ---> ரத்தத்தில் அதிக சர்க்கரை குறைந்தது

அதாவது நீரிழிவு நோய் குணமடைந்தது!!!

14

தடுப்புதன்மையின் வரலாறு

"இனிப்பு மாவு சாப்பிடும் போது உடலில் நல்ல சத்து வரும்
இனிப்பு மிட்டாய் உண்ணும் குழந்தை ஆடி ஓடி கரைத்து விடும்
ஏழு கழுதை வயசான பின்னும் இனிப்பு உண்ணும் மனித இனம்
ஏழு மாத்திரை உண்ட பின்னும் சர்க்கரை அளவு மிகுதி பெறும்!"

குழந்தைகள் இனிப்புகளை விரும்பி சாப்பிடுவார்கள்; அதே சமயம்
சாப்பிட்டதெல்லாம் சரியாக உபயோகித்தும் விடுவார்கள். ரத்தத்தில் எவ்-
வளவு சர்க்கரை இருந்தாலும், அதற்கேற்றாற்போல் இன்சுலின் சுரந்து
விடும்; தசைகளுக்கும் குளுக்கோஸ் எளிதாக புகுந்து விடும்; உடலை
சுறுசுறுப்பாக வைத்திருக்கும் அவர்கள் எளிதாக அந்த சர்க்கரையை
கரைத்தும் விடுகிறார்கள். அவர்களுடைய கணையம் மற்றும் தசைகள்
புதிதாகவும், அவர்கள் பொதுவாக உடல் சுறுசுறுப்பாக வைத்து இருப்-
பதாலும் அவர்களை எளிதில் சர்க்கரை நோய் அண்டுவதில்லை.
ஆனால் அதுவே அளவுக்கு மீறி இனிப்புகளும் மாவுச்சத்து மிகுந்த
உணவுகளும் சில அல்லது பல வருடங்களாக தொடர்ந்து சாப்பிடும்,
உடல் சுறுசுறுப்பு இல்லாத உடல் உழைப்பு மேற்கொள்ளாத பெரிய-
வர்கள் ஆகட்டும் ஏன் குழந்தைகளாக கூட இருக்கட்டும் அவர்க-
ளுக்கு என்ன நடக்கும் என்றால் இன்சுலின் தடுப்புத்தன்மை (இன்சு-
லின் ரெசிஸ்டன்ஸ்) ஏற்பட்டு விடும். இந்த இன்சுலின் ரெசிஸ்டன்ஸ்
ஏன் எவ்வாறு வருகிறது என்பதை தெளிவாக புரிந்து கொண்டால் தான்

அதை எவ்வாறு குணப்படுத்தலாம் என்பதை உணர்ந்து கொள்ள முடி-யும். எந்த ஒரு அனுபவமும் தொடர்ந்து இருந்து கொண்டே இருந்-தால் அதற்கு நம் உடல் தடுப்புத்தன்மையை உருவாக்கிவிடும்; பிறகு அந்த பொருள் அதிக முறை அதிக அளவில் தேவைப்படும் நிலை வரும். எடுத்துக்காட்டாக ஒருவர் முதன்முதலில் மது அருந்துகிறார் என்று வைத்துக்கொள்வோம், அவருக்கு குறைந்த அளவு மது குடித்த-வுடனேயே போதை தலைக்கேறி விடும்; அதுவே பல முறை பல நாட்-கள் குடித்த ஒரு நபருக்கு அதிக அளவில் அதிக நீர் கலக்காத மது குடித்தால் தான் போதை ஏறும். அதற்கு காரணம் உடலில் உருவாகும் தடுப்பதன்மையே! அவ்வளவு ஏன் தினமும் பல முறை காபி டி சாப்பிட்-டால் தான் சுறுசுறுப்பாக இருக்க முடியும் என்ற நிலை காலப்போக்கில் பெரும்பாலோனோருக்கு வந்து விடுகிறது.

சொந்த கதை சோக கதை ;)

நான் மூன்று மாதம் காபி டியை தொடவே இல்லை; பிறகு ஒரு நாள் மாலை 6.30 மணி அளவில் 'ஸ்ட்ராங்' ஆக ஒரு பிளாக் டியை குடித்துவிட்டேன்; அன்றைய இரவு எனக்கு சிவராத்திரியானது; தூக்கமே வரவில்லை. இதிலிருந்து என்ன தெரிகிறது? தொடர்ந்து ஒரு கெமிக்-கலுக்கு உடல் செல்கள் வெளிக்கொணர்ந்து கொண்டிருந்தால் அந்த கெமிக்கலுக்கு ரெசிஸ்டன்ஸ் உருவாகிவிடும்; பிறகு முன் கிடைத்த அதே விளைவு கிடைப்பதற்கு அதே கெமிக்கல் அதிக அளவில் தேவைப்படும்; அந்த நிறைய கெமிக்கல் திரும்ப ரெசிஸ்டன்ஸ் அதிகப்-படுத்தும் மற்றும் இது ஒரு முடிவில்லா சுழற்சியாக (vicious சைக்-கிள்) நிகழ்ந்துகொண்டிருக்கும். சில நாட்கள் அந்த கெமிக்கல் மிகவும் குறைந்து/இல்லாத நிலை ஏற்பட்டால் மீண்டும் அந்த தடுப்புத்தன்மை - ரெசிஸ்டன்ஸ் சரியாகி குறைந்த அளவில் அந்த கெமிக்கல் இருந்தாலே விளைவு நன்றாக இருக்கும். இன்னொரு தினசரி எடுத்துக்காட்டு - நம் குழந்தை மிக சத்தம் நிறைந்த புகைவண்டியில் நன்றாக தூங்கியிருக்-கும் போது எவ்வளவு பெரிய சத்தம் வந்தாலும் எழுவதில்லை; ஏனென்-றால் சத்தத்திற்கு ஏற்பட்ட ரெசிஸ்டன்ஸ் தான் காரணம். அதுவே வீட்-டில் சத்தம் இல்லாத சூழலில் தூங்கிக்கொண்டிருக்கும் அதே குழந்தை ஒரு சின்ன சத்தம் கேட்டதும் தூக்கம் கெடுவதை பார்க்க முடியும்;

ஏனென்றால் சத்தம் இல்லாத சூழ்நிலை என்பதால் சத்தத்திற்கு ரெசிஸ்-டன்ஸ் உருவாகவில்லை. இன்சுலின் தடுப்புத்தன்மையும் அதே மாதிரி தான் உருவாகிறது. இனிப்புகள் மற்றும் ரிஃபைன்ட் கார்போஹைட்-ரெட்ஸ் எனப்படும் சுத்திகரிக்கப்பட்ட மாவுச்சத்துகள் உண்ணும் முதல் சில மாதங்கள், வருடங்கள் உடலில் உள்ள செல்கள் இன்சுலினுக்கு சென்சிடிவ் ஆக இன்சுலின் சொல்படி குளுக்கோஸை எடுத்துக்கொள்-கிறது; குறைந்த அளவு இன்சுலின் இருந்தாலும் வேலை நடக்கிறது; அதுவே திரும்ப திரும்ப நடக்கும் போது செல்கள் எல்லாம் இன்சு-லினுக்கு ரெசிஸ்டன்ஸ் ஆகி விடுகிறது; அதாவது அதிக இன்சுலின் அதிக முறை ரத்தத்தில் இருப்பதால் இன்சுலின் ரெசிஸ்டன்ஸ் உரு-வாகிறது. இந்த புரிதல் மிக முக்கியம். அதிக சர்க்கரை தான் இன்-சுலின் ரெசிஸ்டன்ஸ் வர வைக்கிறது என்று நம்பப்பட்டு வந்தது; அது உண்மையல்ல! அதிக இன்சுலின் தான் இன்சுலின் ரெசிஸ்டன்ஸ் உரு-வாக காரணம். ஆக ரத்தத்தில் இன்சுலின் அதிகமாவதை குறைத்-தால் இன்சுலின் ரெசிஸ்டன்ஸ் குணமாகும். இது மட்டுமின்றி உடலில் உறுப்புகளில் தங்கும் கொழுப்புகளும், முக்கியமாக கல்லீரலில், தசைக-ளில் தங்கும் கொழுப்புகளும் இன்சுலின் ரெசிஸ்டன்ஸ் உருவாக முக்கிய காரணம்; அதனால் தான் என்னதான் நீண்ட நாட்கள் பல விதமான மாத்திரைகள் சாப்பிட்டாலும், ரத்தத்தில் சர்க்கரை அளவை குறைத்தா-லும், இன்சுலின் ரெசிஸ்டன்ஸ் சரியாகாது; அதனால் திரும்ப திரும்ப சர்க்கரை அளவு அதிகமாகும். நான் எப்படி பல நாட்கள் டீ காபி குடிக்காமல் இருந்து "ஒரு சிங்கிள் டீ என்னை இரவில் தூங்க விடா-மல் செய்யும் மிகப்பெரிய சக்தி!" என்று உணர்ந்தேனோ, அதை போல இன்சுலினின் முழு சக்தியை நம் செல்கள் உணர வேண்டும் என்றால் நாம் செய்ய வேண்டியது ஒரே ஒரு உடற்பயிற்சி தான்! மிக எளி-தான உடற்பயிற்சிதான் - "தலையை பக்கவாட்டில் ரைட் லெப்ட் என்று அசைக்க வேண்டும்". எப்போதெல்லாம் யாராவது உணவு தந்து சாப்-பிடுங்கள் என்று சொல்கின்றனரோ அப்போதெல்லாம் அப்படி செய்ய வேண்டும் ;)

15

விரதம்

"இடை விரதம் இருந்து வர
    இடையும் குறையும் உடல் எடையும் குறையும்
    தடையை தாண்டும் சக்தி வரும்
    படையையே வெல்லும் பக்குவம் வரும்!"

விரதம் இருப்பது என்பது பல மதங்களில் பின்பற்றப்படும் ஒரு நல்ல சடங்காகும். அது பல்வேறு மருத்துவ முறையிலும் ஒரு உன்னத மருந்தாகவும் பயன்படுத்த படுகிறது. ஏன்?.. நாம் தினமும் பின்பற்றும் அன்றாட செயல் ஆகும். ஆம்! நாம் இரவு உணவு உண்டபின் காலை உணவு உண்ணும் வரை நாம் எதுவும் சாப்பிடுவதில்லை அல்லவா? அது விரதம்! அதனால் தான் காலை உணவை 'breakfast' (அதாவது விரதத்தை முடிப்பது) என்று ஆங்கிலத்தில் குறிப்பிடுகின்றனர். விரதம் சரியான முறையில் இருந்தால் பல வித நோய்களை தடுக்கவும் செய்யும்; ஏன் குணமாக்க கூட செய்யும்! விரதம் இருக்கும் போது நம் உடலில் என்ன மாற்றங்கள் ஏற்படும் என்பதை தெளிவாக பார்ப்போம். நாம் இந்த புத்தகத்தில் முன்பு உணவு என்ன செய்யும் என்று பார்த்தோம்; குளுக்கோஸ் முக்கியம் என்று பார்த்தோம்; ஆனால் உணவு உண்டால் மட்டும் தான் அது கிடைக்கும் என்று இல்லை உடலே கூட உற்பத்தி செய்யும் என்பதையும் பார்த்தோம்.

உணவு உண்ட நிலை மற்றும் விரத நிலை என்று இரண்டு நிலைகள் உள்ளன. இரண்டு நிலைகளிலும் பல்வேறு ஹார்மோன்கள் செயல் மாறுபடும். ஹார்மோன்கள் என்றால் நம் உடல் எப்படி இயங்க வேண்-

டும்? நாம் எப்ப உண்ண வேண்டும்? எப்ப தூங்க வேண்டும்? எப்ப உழைக்க வேண்டும்? என்பது முதல் எப்ப உடலுறவு கொள்ள வேண்டும்? என்பது வரை எல்லாவற்றையும் தீர்மானிப்பது ஹார்மோன்கள் தான். ஹார்மோன்களை சமநிலையில் வைத்துக் கொள்வது நம் கையில் உள்ளது; ஆனால் ஹார்மோன்கள் சொல் பேச்சை நாம் அப்படியே கேட்டு கொண்டே இருந்தால் பிரச்சனையாகிவிடும்! ஏனென்றால் ஹார்மோன்களை நாம் சரியாக பயிற்று இருந்தால் பிரச்சனை இல்லை; ஆனால் நாம் வளரும் சூழ்நிலையே அதை தீர்மானிக்கும். (மூன்றாவது அத்தியாயத்தை ஒரு முறை படித்தால் புரியும்)

உடலின் இரண்டு நிலைகள் என்று பார்த்தோம் - உணவு உண்ட நிலை மற்றும் பசி நிலை. இந்த நிலைகள் என்ன அவற்றில் என்ன என்ன நடக்கும் என்பதை தெளிவாக பார்ப்போம். விரதம் இருக்கும் முன் இதை சரியாக புரிந்து கொள்வது மிக அவசியம்.

உண்ட நிலை

உண்ட நிலை (fed state) அதாவது உடலுக்கு வெளியில் இருந்து உணவு கிடைத்து விட்ட நிலை. உடல் இயங்க தேவையான குளுக்கோஸ் உணவில் இருந்து எடுத்துக்கொள்ளலாம் என்ற நிலை. இந்த நிலையில் முக்கியமாக ஒரே ஒரு ஹார்மோன் தான் மிக அதிகமாக சுரக்கும். அது தான் இன்சுலின்! உணவில் இருந்தே குளுக்கோஸ் கிடைக்கிறது என்னும் பட்சத்தில் ஏற்கனவே உடலில் சேர்த்து வைக்கப்பட்ட கிளைகோஜென், கொழுப்பு மற்றும் புரதத்தை உடைக்க தேவை இல்லை; அதாவது உண்டியலை உடைக்கவோ நகையை விற்கவோ அவசியம் இல்லை என்பதால் இன்சுலின் அந்த ரியாக்ஷன்கள் செய்யும் என்சைம்களை நிறுத்து விடும். செலவுக்கு போக மிச்சம் இருக்கும் குளுக்கோசை கிளைகோஜென் ஆக மாற்றும்; கொழுப்பாக மாற்றும் விளைவுகளை தூண்டிவிடும். எவ்வளவு நேரம் நாம் உண்ட நிலையில் இருக்கிறோமோ அவ்வளவு நேரம் இன்சுலின் ரத்தத்தில் இருக்கும்; அவ்வளவு நேரம் அந்த தங்கி இருக்கும் கொழுப்புகளை அசைக்கவே முடியாது. "ரொம்ப கம்மி யா தான் சாப்பிடுவேன், ஆனா வெயிட் ஒரு கிராம் கூட குறைய மாட்டேங்குது!" என்று புலம்புவார்கள். அவர்-

கள் குறைந்த கலோரிகளை அடிக்கடி உண்பதால் இன்சுலின் சுரக்கும்; அந்த இன்சுலின் கொழுப்பு கரைப்பதை தடுப்பதால் கொழுப்பு கரையாது; உடல் எடை குறையாது! இப்போது விரத நிலையை பார்க்கலாம்.

விரத நிலை

அதாவது உடலுக்கு வெளியில் இருந்து உணவு கொடுக்கப்படாத நிலை தான் விரத நிலை (fasting state). உணவு உண்டு அந்த உணவு முழு ஜீரணம் ஆன பின் ஏற்படும் நிலை. உணவு உண்டு ஒரு 6-8 மணி நேரத்தில் இந்த நிலை தொடங்கும் என கொள்ளலாம். இந்த நிலையில் நிறைய ஹார்மோன்கள் வேலை செய்யும். எல்லா ஹார்மோன்களும் ரத்த குளுக்கோசை அதிகப்படுத்த பார்க்கும். ஏனென்றால் குளுக்கோஸ் தான் உடலில் உள்ள அனைத்து செல்களுக்கும் முக்கியமான எரிபொருள். குளுகோகான், கார்டிசோல், வளர்ச்சிக்கு உதவும் ஹார்மோன் (growth hormone), அட்ரினலின், நார் அட்ரினலின், தைராய்டு ஹார்மோன் என்று எல்லா ஹார்மோன்களும் குறைந்திருக்கும் இரத்த குளுக்கோஸ் நார்மல் ஆகும் வரை ஏற்ற பார்க்கும். உணவில் இருந்து வரும் குளுக்கோஸ் வயிற்றில், குடலில் உணவு இல்லை என்னும் பட்சத்தில் பூஜ்யம் ஆகி இருக்கும். ஆனால் உடலுக்கு குளுக்கோஸ் தேவை. இந்த ஹார்மோன்களின் வேலை வேறு எப்படியாவது குளுக்கோசை கொண்டு வந்து ரத்தத்தில் சேர்க்க வேண்டும். இப்போது தான் சேர்த்து வைத்த உண்டியல் காசை உடைக்கும் செயல் நடக்கும்; அதாவது முதலில் கல்லீரலில் கிளைகோஜென் ஆக சேர்த்து வைக்கப்பட்ட குளுக்கோசை உடைக்கும்; ரத்த குளுக்கோஸ் அதிகரிக்கும். அதேபோல் தசைகளுக்குள் சேமிக்கப்பட்ட கிளைக்கோஜெனும் உடைக்கப்படும்; தசைகளுக்கு குளுக்கோஸ் கிடைக்கும்: இப்படியே சில மணி நேரம் சமாளிக்கப்படும். இன்னும் உணவு கொடுக்கப்படவில்லை என்றால் புரதம் மற்றும் கொழுப்பையும் கரைக்க ஆரம்பிக்கும் இந்த ஹார்மோன்கள். இந்த செயலை தடுக்க இப்போது இன்சுலின் இல்லை. அதனால் "வாங்கிய நகை விற்கப்பட்டு பணமாக மாற்றப்படும்" அதாவது கொழுப்பு மற்றும் புரதம் கரைக்கப்பட்டு குளுகோஸ் ஆக மாற்றப்பட்டு இரத்த சர்க்கரை அளவு அதிகமாகும். இவை தான் விரத நிலையில் ஏற்படும் மாற்றங்கள். எது எப்படியோ "குமுதா ஹாப்பி!" என்பது போல்

உண்ட நிலையோ அல்லது விரத நிலையோ ஹார்மோன்கள் எல்லாம் சரியாக செயல்பட்டு இரத்த சர்க்கரையை நார்மல் ஆக்கி விடும். இது ஒரு அற்புதமான அமைப்பு. உயிர்காக்கும் ஒரு மெக்கானிசம். ஏனென்றால் சில நேரங்கள் அல்லது நாட்களில் உணவு கிடைக்காத நிலை உண்டானால் உயிர் வாழ தேவையான சக்தியை உடலில் இருந்தே உருவாக்கப்படுவதால் அடுத்த உணவு கிடைக்கும் வரை உடல் காப்பாற்றப்பட்டு விடும். அதிகபட்சமாக ஒருவர் 382 நாட்கள் வரை விரதம் இருந்துள்ளார். இதற்கு காரணம் நம் உடலில் இயங்கும் ஹார்மோன்களே!

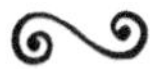

16

இடை விரதம்

'Intermittent fasting' - என்றால் என்ன?

அதாவது ஒவ்வொரு 6-8 மணி நேரத்திற்கு ஒரு முறை சாப்பிட்டுக்-கொண்டே இருக்காமல் இடையே ஒரு நீண்ட விரத நிலையை மேற்-கொள்வதே இடை விரதம் ஆகும். எடுத்துக்காட்டாக இரவு 8 மணிக்கு சாப்பிட்டுவிட்டு காலையில் 10 மணிக்கு சாப்பிட்டால் இடையே கிட்-டத்தட்ட 14 மணி நேரம் விரதம் ஆகிவிடுகிறது. இப்படி உண்ணும் முறையை இடை விரதம் என்று சொல்லலாம். "விரதம்" என்றாலே இடை விரதம் தான் அது "சாகும் வரை உண்ணாவிரதம்" என்று சொல்லப்பட்டாலும் அதுவும் இடை விரதம் தான். எப்போதாவது திரும்ப உண்டுதானே ஆக வேண்டும் ;). இடைவிரதம் என்பது நான் முன்பு சொன்னது போல அன்றாடம் நாம் பின்பற்றும் முறை தான். ஆனால் தற்காலத்தில் உணவு உண்ண நேரம் காலம் பார்ப்பதில்லை. இரவில் தாமதமாக உணவு உண்பது; ஏதாவது 'வெப் சீரிஸ்' அல்லது படம் பார்த்து கொண்டே வேக உணவு (அதாங்க 'fast food') சாப்பிடுவது என்றாகி விட்டது. எப்போ இந்த மனுஷன் "food fast" (உண்ணா விரதம்) இருப்பதை விட்டுட்டு 'fast food' (வேக உணவு) சாப்பிட ஆரம்பிச்சானோ.. அப்ப இருந்து "பாஸ்ட் பாஸ்ட்" ஆக மேலே போக ஆரம்பிச்சுட்டான்.. முன்பெல்லாம் ஒரு நாளைக்கு மூன்று வேளை நன்-

றாக உண்ண வேண்டும் என்பதால் இடையே ஏதாவது நொறுக்கு தீனி சாப்பிட்டால் நம் பாட்டி நம்மளை திட்டுவார் "இப்படி நொறுக்கு தீனி சாப்பிட்டால் எப்படி மத்திய உணவு உண்பாய்?" என்று. ஆனால் இப்போது குழந்தைகளுக்கு மதிய உணவு மட்டுமா கொடுத்து அனுப்புகிறோம்? காலை ஸ்னாக்ஸ், மதிய உணவு, மாலை ஸ்னாக்ஸ் என்று எத்தனை முறை பிரேக் வருகிறதோ அத்தனை டிபன் டப்பாக்களை கொடுத்து அனுப்புகிறோம். இடை விரதம் (Intermittent fasting) என்பது மாறி "இடை உணவு" (Intermittent eating) என்றாகிவிட்டது. இரவிலாவது நேரத்துக்கு சாப்பிட்டு தூங்கினால் பரவாயில்லை; அதுவும் இல்லை! சரி காலையில் ஆவது சிறிது கேப் கிடைக்குமா என்றால் அதுவும் இல்லை; காலை எழுந்தவுடன் சர்க்கரை போட்ட காபி அல்லது டியை குடிப்பது; அப்படி செய்தால் இன்சுலின் சுரக்கும் - "இந்த பேக்கரி திறந்ததில் இருந்தே காலை ஆனதும் 'பண்ணு கொடு வெண்ணை கொடு' னு வந்துருவானுங்க" என்று சொல்லி கொண்டே எந்திருக்கும். இப்படி கிடைக்குற கேப் ல எல்லாம் ஆப்பு வச்சு வச்சு கடைசியில் "ஏன் டைம் ஓவர் டைம்மால போய்ட்டு இருக்கு" என்று இன்சுலின் சொல்ல ஆரம்பித்து விடுகிறது. நாம் ஏற்கனவே பார்த்தோம் இன்சுலின் ரத்தத்தில் இருந்தால் கொழுப்பு கரையவே கரையாது என்று அது ஒரு பக்கம் மற்றும் கொழுப்பு கூடும். "சாப்பிட்டான் இன்சுலின் வந்தான், வெயிட் போட்டான் ரிபீட்டு! சாப்பிட்டான் இன்சுலின் வந்தான், வெயிட் போட்டான் ரிபீட்டு! இன்னிக்கும் சாப்பிடுவான் தலைவரே இன்சுலின் வருவான் கொழுப்பு போடுவான்." ;)

உடல் பருமன் - நல்வினையே!

ஏன் கொழுப்பு அதிகம் இருப்போருக்கு (உடல் எடை அதிகம் இருப்போருக்கு) திரும்ப திரும்ப சாப்பிட வேண்டும்; இனிப்பு பண்டங்கள் சாப்பிட வேண்டும் என்றெல்லாம் தோன்றுகிறது என்றால், அதற்கு காரணம் 'லெப்டின்' என்னும் இன்னொரு ஹார்மோன். லெப்டின் என்னும் ஹார்மோன் பொதுவாக கொழுப்புகளிலிருந்து வெளிப்படும் ஒரு கெமிக்கல்; நேராக மூளைக்கு சென்று "கொழுப்பு தேவையான அளவு சேர்ந்துவிட்டது இனி சாப்பிட தேவை இல்லை" என்று சொல்லும் ஒரு

தூதன். கொழுப்பு மேலும் மேலும் சேர்ந்து கொண்டே போகும் போது லெப்டின் அளவு கூடிக்கொண்டே போகும். எப்படி இன்சுலின் அளவு கூடிக்கொண்டே போகும் போது இன்சுலின் தடுப்புத்தன்மை உருவானதோ அதே போல லெப்டின் தடுப்புத்தன்மை (லெப்டின் ரெசிஸ்டன்ஸ்) உருவாகி விடும். அவ்வாறு உருவாகும் போது ஜிஹ்ரேலின் (ghrelin) எனப்படும் மற்றொரு கெமிக்கல் பசியை தூண்டும். மேலும் மேலும் பசி எடுக்கும்; இனிப்பு பண்டங்கள் சாப்பிட வேண்டும் என்ற ஆசை தூண்டப்படும்; இப்படியே விசியஸ் சைக்கிள் (vicious cycle) என்று சொல்வார்கள்; ஒரு முடிவே இல்லாமல் மேலும் மேலும் நடந்து கொண்டே இருக்கும். உடல் பருமன் என்னும் ?நோய் உருவாகிவிடும். உடல் பருமன் என்பது நோய் அல்ல நம் தவறான வாழ்க்கை முறையால் நம் உடல் உருவாக்கும் ஒரு பதில் ஆகும். கொழுப்புகள் எல்லாம் உள்ளுறுப்புகளில் தேங்கினால் ஆபத்து என்பதால் தோலுக்கு அடியில் தேக்கி வைக்கும் நம் உடல். அதுவே உடல் பருமன் என்னும் நோயாக பார்க்கப்படுகிறது. (நோய் என்று பார்த்தால் தானே அதற்கு மருந்து என்று தயாரித்து கோடி கோடியாக சம்பாதிக்க முடியும் ;)) ஆக நம் உண்ணும் அதிக மாவுச்சத்தால் ஏற்படும் விளைவுகளான இன்சுலின் ரெசிஸ்டன்ஸ் (தடுப்புத்தன்மை) கூட நம் உடல் செய்யும் ஒரு நல்வினையே; உடல் பருமன் ஒரு நல்வினையே; சிறுநீர் மூலம் அதிக குளுக்கோஸை வெளியேற்றும் செயல் நல்வினையே; நாம் செய்யும் தவறான பழக்கங்களுக்கு உடல் தரும் பதில்களே இவை எல்லாம்! உடல் பருமன் வந்த பின்பாவது உஷாராகி உணவு முறை மாற்றினால் அதற்கு பின் ஏற்படும் விளைவுகளை தடுக்க முடியும்! "யானை வரும் முன்னே மணியோசை வரும்" என்பது போல உடல் பருமன் ஒரு அறிகுறியே என்பதை உணர வேண்டும். உடல் பருமனால் வரும் உபாதைகளை தடுக்க இடை விரதம் இருக்க வேண்டும்.

இடை விரதம் இருக்கும் முறை

சரி இப்ப பிரச்சனை புரிந்து விட்டது, இதற்கு தீர்வு என்ன என்று பார்க்கலாம். இடை உணவு பழக்கத்தை விட்டு விட்டு இடை விரதம் பழக்கமாக்கி கொள்ள வேண்டும். நீங்கள் ஏற்கனவே மாத்திரை எதுவும் சாப்

பிட்டுக் கொண்டிருந்தால் உங்கள் மருத்துவரிடம் ஆலோசனை செய்து விட்டு இடை விரதம் மேற்கொள்ள வேண்டும். நேரம் மிக முக்கியம். நம் உடலில் காலங்காலமாக சிர்காடியன் ரிதம் (circadian rhythm) என்று ஒன்று பின்பற்றப்பட்டு வருகிறது. காலை நேரத்தில் ஒரு குறிப்-பிட்ட ஹார்மோன்கள் மாலையில் இரவில் சில ஹார்மோன்கள் என்று சுழற்சி முறையில் ஹார்மோன்கள் வேலை செய்யும். எப்படி ஊழியர்கள் சுழற்சி முறையில் டூட்டி பார்க்கிறார்களோ அதை போல. நாம் நேரம் கெட்ட நேரத்தில் சாப்பிடுவதாலும் தூங்குவதாலும் இந்த ரிதம் பாதிக்கப்-படும். இடை விரதம் ஆரம்பிக்கும் போது நாம் முதலில் எங்கு இருக்கி-றோமோ அங்கு இருந்து ஆரம்பிக்க வேண்டும். எடுத்துக்காட்டாக ஒரு நபர் இரவு 11 மணிக்கு தான் டின்னர் சாப்பிடுகிறார் என்றால் அவர் ஒரு வாரத்துக்கு ஒரு அரை மணி நேரம் முன்னரே இரவு உணவை முடிக்க வேண்டும்; பிறகு அடுத்த வாரம் 10 மணிக்கு; என்று படிப்படி-யாக இரவு உணவை முன்னரே முடிக்க வேண்டும். 8 மணிக்குள் இரவு உணவை உண்டால் நல்லது. காலை உணவை சிறுது தாமதமாக எடுக்-கலாம். எடுத்துக்காட்டாக 8 மணிக்கு இரவு உணவு மறு நாள் காலை உணவு 10 மணிக்கு என்றால் 14 மணி நேரம் இடை விரதம் ஆகிவிட்-டது; இல்லை 8 மணிக்கு இரவு உணவு மறு நாள் 8 மணிக்கு காலை உணவு என்றால் 12 மணி நேரம் இடை விரதம் ஆகி விடும். இவ்வாறு செய்வதன் மூலம் 12-14 மணி நேரங்கள் இடை விரதம் எளிதாக எந்த வித பக்க விளைவுகளும் இல்லாமல் துவக்க முடியும். இப்படி துவக்கப்-படும் இடை விரதம் (இன்டெர்மிட்டென்ட் பாஸ்டிங்) ஒரு நல்ல விஷ-யம். (என்னது நல்ல விஷயம் செய்வதற்கு முன்னாடி இனிப்பு சாப்பிட-ணுமா? எல்லாம் இந்த விளம்பரங்களால் வந்த (செய்)வினை! ;))

நீண்ட இடை விரதம் இருக்கும் முறை

இடை விரதம் இன்னும் நல்ல பலன் அளிக்க வேண்டும், குறுகிய காலத்திலேயே நிறைந்த பலன் அளிக்க வேண்டும் என்றால் நீண்ட இடை விரதம் பின்பற்றலாம். 16 மணி நேரம் முதல் 36-48 மணி நேரம் வரை கூட இடை விரதம் இருக்கலாம். ஒரு நாள் விட்டு ஒரு நாள் 24 மணி நேர விரதம் இருக்கலாம். அதாவது இன்று இரவு 8 மணிக்கு சாப்பிட்டால் பின்னர் நாளை இரவு 8 மணிக்கு சாப்பிடுவது. வாரம்

இரண்டு முறை 36 மணி நேர விரதம் இருக்கலாம். எடுத்துக்காட்டாக இன்று காலை 8 மணிக்கு சாப்பிட்டுவிட்டு நாளை இரவு 8 மணிக்கு சாப்பிடலாம். இந்த மாதிரி செய்தால் ஒரு நாளைக்கு குறைந்த பட்சம் ஒரு முறை உணவு சாப்பிட்ட மாதிரியும் ஆகும்; அதே சமயம் 36 மணி நேரம் இடை விரதம் இருந்த மாதிரியும் ஆகி விடும். படிப்படியாக இவ்வாறு அதிகரித்துக்கொண்டே சென்று 48 மணி நேரம் விரதம் கூட இருக்க முடியும். எவ்வளவு நேரம் விரதம், எவ்வளவு முறை இருக்கிறோமோ அவ்வளவு பலன் கிடைக்கும். இடை விரதத்தில் மிக சிறந்தது என்றால், அது தண்ணீர் விரதம்; அதாவது இடை விரதம் இருக்கும் நேரத்தில் வெறும் குடிநீர் மட்டும் குடிப்பது. தண்ணீர் தவிர வேறு எதுவும் குடிக்கவோ சாப்பிடவோ கூடாது. அதை விட சிறிது எளிதானது என்றால் பூஜ்ய கலோரி நீர் ஆகாரங்கள் (கலோரி free liquids) மட்டும் எடுப்பது. கருப்பு காபி, டி, க்ரீன் டி என்று சிலவற்றை எடுக்கலாம் (சர்க்கரை இல்லாமல், பால் இல்லாமல்) லெமன் டி எடுக்கலாம்; ஆனால் எலுமிச்சையில் சிறிது 'கார்ப்ஸ்' இருப்பதால் அதை தவிர்க்க வேண்டும். முக்கியமாக நாம் கவனிக்க வேண்டியது - இடை விரதத்தில் இன்சுலினை தூண்டாமல் பார்த்துக்கொள்ள வேண்டும். இன்சுலினை தூண்டாமல் இருக்க எதுவுமே சாப்பிடாமல் (வெறும் குடிநீர் மட்டும் குடித்துக்கொண்டு) இருப்பதே சிறந்த முறை; அப்படி முடியவில்லை எனில் கீழ்கண்ட இன்சுலின் தூண்டி உணவுகளை தவிர்க்கலாம்.

இன்சுலினை தூண்டும் உணவுகள் என்னென்ன?

எல்லா வகையான மாவுசத்து உணவுகள் சர்க்கரை, இனிப்பு வகைகள், இனிப்பான பழங்கள், அரிசி, கோதுமை, மைதா, ரவை, ராகி போன்ற உணவுகள், பால், புரதம் நிறைந்த உணவுகள். இவையெல்லாம் இன்சுலின் சுரக்க செய்யும் உணவுகள் ஆகும்.

இன்சுலினை தூண்டாத உணவுகள்

கொழுப்பு நிறைந்த உணவுகள் இன்சுலினை அவ்வளவாக தூண்டாது,
green டீ, பிளாக் டீ (சர்க்கரை இல்லாமல், பால் இல்லாமல்) இன்சு-
லினை தூண்டாது. தண்ணீர் இன்சுலினை தூண்டது ;)

17

விரதம் இருந்தால் ஏற்படும் பலன்கள்

ஹார்மோன்கள் எல்லாம் சேர்ந்து உணவு இல்லாத நேரங்களில் உடலில் இருந்தே குளுக்கோஸை உருவாக்கும் என்று முன்பு பார்த்தோம். வேறு என்ன மாற்றங்கள் நடக்கும் என்பதை பார்ப்போம்.

1. கொழுப்பு கரையும்: உடலில் உள்ள தேவையில்லாத கொழுப்புக்கள் கரைக்கப்படும். அதாவது தோலுக்கு அடியில் சேமிக்கப்பட்ட கொழுப்புகள், உள்ளுறுப்புகளில் படிந்த கொழுப்புகள் - கல்லீரல், கணையம் என்று பல்வேறு உறுப்புகளில் தேங்கிய தேவையற்ற கொழுப்புகள் கரைக்கப்படும். ஏன் கொழுப்புக்கட்டிக்குள் இருக்கும் கொழுப்பு கூட ஓரளவு கரைய ஆரம்பித்து விடும். தசைகளில் உள்ள கொழுப்புகள் கரைக்கப்படும்.

2. உடல் எடை குறையும்: இவையெல்லாம் சேர்ந்து உடல் எடையை குறைக்கும். உடல் சுறுசுறுப்பாக உணர்வீர்கள்.

3. மூட்டு வலி குறையும்: நாட்பட்ட மூட்டு வலியும் குறையும். உடல் பாரம் குறைவதால் மூட்டுகளுக்கு சுமை குறைவது இல்லாமல் உடலில் கெட்ட கொழுப்புகள் கரைவதால் உடலில் ஏற்பட்ட 'inflammation' என்னும் ரியாக்ஷன் குறைவதாலும் மூட்டு வலி குறையும். பல்வேறு கெடுதல் தரும் உணவுகள், வைட்டமின் குறைபாடுகள், தாதுக்கள் குறைபாடுகள், வைரஸ் பாக்டீரியா

தொற்றுகள் மூலம் உடல் செல்களுக்கு ஏற்படும் தீய ரியாக்ஷன் தான் இந்த 'chronic inflammation' (நாள்பட்ட வீக்கம்) அதீத க்ளுகோஸால் இந்த inflammation அதிகமாகும். சாப்பிடாமல் விரதம் இருக்கும்போது இந்த 'chronic inflammation' குறையும்.

4. நோய் எதிர்ப்பு கூடும்: விரதம் இருப்பதன் மூலம் பல்வேறு பிரச்சனைகள் வராமல் தடுக்கலாம். நாட்பட்ட மூட்டு வலி, நீரிழிவு, ரத்த கொதிப்பு, உடல் பருமன், சிறுநீரக நோய், இதய நோய், பக்க வாதம் ஏன் புற்று நோய் கூட வராமல் தடுக்கலாம்.

5. சாதனைகள் நிகழ்த்தும்: விரதம் இருப்பதன் மூலம் வாழ்க்கையில் பல சாதனைகள் நிகழ்த்தலாம். விரதம் இருக்கும் நேரத்தில் நம் மூளையின் செயல்பாடு நன்றாக இருக்கும் என்பது நானே அனுபவ பூர்வமாக உணர்ந்த உண்மை. விரதம் இருந்தால் பசி மயக்கம் வந்து விடும், உடல் சோர்வாக இருக்கும் என்று சொல்வர். அது தவறு. உங்களுடைய முழு சக்தி விரதம் இருக்கும் நேரத்தில் தான் வெளிப்படும். தண்ணீர் மட்டும் சரியாக குடித்து நீர்ச்சத்து குறையாமல் பார்த்துக் கொண்டால் போதும். நான் நீண்ட நாட்களாக ஒரு புத்தகம் எழுத வேண்டும் என்று நினைத்துக்கொண்டே இருந்தேன். ஆனால் எழுத ஆரம்பிக்கவே இல்லை. நான் இடை விரதம் இருக்க தொடங்கிய பின் தான் எழுத ஆரம்பித்தேன். விரதம் ஆரம்பித்த பின் தான் ஒரு சாதனை செய்ய தேவையான சுறுசுறுப்பான உடல்,மனம் மற்றும் உத்வேகம் எனக்கு கிடைத்தது. ஏன் ஒரு சிறு எடுத்துக்காட்டு என் பாட்டி பொதுவாக நடக்க சிரமப்படுவார். காலையில் வெறும் வயிற்றில் நன்றாக நடப்பார்; அதுவே சாப்பிட்ட பின் என்றால் மிகுந்த சிரமப்படுவார். எனவே வாழ்க்கையில் சிறிய சாதனையான நடப்பதில் இருந்து மாபெரும் சாதனைகள் நிகழ்த்த வேண்டும் என்றால் இடை விரதம் இருக்கலாம்.

6. உடல் சுத்திகரிப்பு நடக்கும்: என்பது தான் இடை விரதத்தின் மிக முக்கிய பலன். நாம் உண்டு கொண்டே இருந்தால் உடலின் பெரும்பாலான சக்தி அந்த உண்ட உணவை சீரணம் செய்வதிலும், சேமிப்பதிலுமே உபயோகமாகி விடும். அதுவே நாம் உண்ணாமல் இருக்கும் விரத நிலையில் உடலின் சக்தி மற்ற செயல்களுக்கு பயன்படும். உடலில் உள்ள கெட்ட டாக்ஸின்கள் (toxins),

விஷத்தன்மையுடைய கெமிக்கல்களை வெளியேற்ற பயன்படும் மற்றும் முன்பு சொன்னது போல் தேவைக்கதிகமாக சேமிக்கப்பட்ட கொழுப்புகள் கரையும்.

7. உடல் சுறுசுறுப்பு கூடும்: உடலின் BMR (Basal Metabolic Rate) அதாவது உடல் உஷ்ணமாக வைத்துக்கொள்ளும் தன்மை அதிகமாகும். தைராய்டு சுரப்பி நன்றாக வேலை செய்யும். இதுவே குறைந்த கலோரி எடுக்கும் முறைக்கும் இடை விரதத்திற்கும் உள்ள மிகப்பெரிய வித்தியாசம். குறைந்த கலோரி உணவு தொடர்ந்து எடுக்கும் போது உடலின் BMR அதற்கு கொடுக்கப்பட்ட கலோரிகளை பொறுத்து குறைத்துக்கொள்ளும். அதுவே விரதம் இருக்கும் சமயம் பல கவுண்டர் ரெகுலேட்டரி ஹார்மோன்கள் மூலம் BMRஐ உயர்வாக வைத்துக்கொள்ளும். BMR அதிகம் என்றால் அதிக உடல் சுறுசுறுப்பு இருக்கும் என்று அர்த்தம்.

பசிக்கும்ல...

உணவு உண்பதற்கு பல ஏற்பாடுகள் செய்ய வேண்டி இருக்கும். காசு சம்பாதிக்க வேண்டும்; பின்பு கடைக்கு போயி காய்கறிகள் மற்றும் தேவையான மளிகை பொருட்கள் வாங்க வேண்டும்; அதை சமைக்க தேவையான கேஸ்(gas) என்று பல ஏற்பாடுகள் செய்ய வேண்டும். உணவு உண்ணாமல் இருக்க நாம் செய்ய வேண்டிய ஒரே ஏற்பாடு - நம் மனதை தயார் செய்ய வேண்டும். பசியை எப்படி கையாள்வது என்று தெரிந்து கொள்ள வேண்டும். முன் காலத்தில் மனிதர்கள் விலங்கு-களை வேட்டையாடி சாப்பிட்டனர். அப்பொழுது அவர்களுக்கு இரண்டு, மூன்று நாட்கள் எந்த விலங்கும் கிடைக்கவில்லை என்றாலும் அவர்கள் உயிருடன் வாழ முடிந்தது; அதற்கு காரணம் நம் உடலாகும்; உடலிலி-ருந்து சக்தியை பெறும் ஒரு வலிமை இருந்தது அந்த வலிமை இன்-றும் இருக்கிறது. அந்த வலிமையை நம்பி விரதம் இருக்க வேண்-டும். விரதம் இருந்தால் பல பிரச்சினைகள் வரலாம் என்று கற்பனை செய்து கொண்டு விரதத்தை ஒதுக்கியதால் மனிதர்கள் பல நாள்பட்ட 'லைஃப்ஸ்டைல் டிசார்டர்ஸ்' என சொல்லப்படும் பல நோய்கள் மனி-தர்களுக்கு தற்காலம் வருகிறது; விரதம் இருக்கும் பொழுது பசி ஏற்ப-

டும்; அவ்வாறு பசிக்கும் சமயம் தண்ணீர் அருந்தலாம்; அது போதும். அதையும் தாண்டி பசித்தால், கிரீன் டீ, பிளாக் காபி, லெமன் டீ என்று அருந்தலாம். காலப்போக்கில் பசி ஏற்படாது.

நீண்ட இடை விரதம் இருக்கும் பொழுது முதல் 24 மணி நேரத்தில் பசி எடுப்பதை போல அடுத்த 24 மணி நேரங்களில் பசி இருக்காது; நம்முடைய உடல் குளுக்கோஸ் எனும் சக்தியை மட்டும் நம்பி இல்லாமல் 'கீட்டோன் பாடிஸ்' என்னும் சக்தியை நம்பி வேலை செய்ய ஆரம்பித்துவிடும். அவ்வாறு செய்யும் பொழுது பசி இருக்காது; சக்தி இல்லாமல் போய்விடுமா? என்றால் இல்லை; நம்முடைய 'கவுண்டர் ரெகுலேட்டர் ஹார்மோன்ஸ்' நம்முடைய இரத்த குளுக்கோஸை சமநி-லையில் வைத்துக்கொள்ளும்; முக்கியமாக பார்த்துக்கொள்ள வேண்டியது தண்ணீர் சத்து குறைவு இல்லாமல் பார்த்துக்கொள்ள வேண்டும்; மற்றபடி பசிக்குமே என்று கவலைப்படத் தேவையில்லை. வயிற்றில் சுரக்கப்படும் 'என்சைம், ஆசிட்' எல்லாம் தானாகவே குறைந்து கொள்ளும். சாப்-பிடாமல் இருந்தால் அசிடிட்டி வந்துவிடுமோ அல்சர் வந்துவிடுமோ என்று பயப்படவும் தேவையில்லை. ஏற்கனவே இந்த நோய்கள் ஏதேனும் இருந்தால் மருத்துவரின் ஆலோசனைப்படி விரதம் இருக்கலாம். காலப்-போக்கில் நீங்கள் உணவுக்கு அடிமை என்பது மாறி "தேவைப்பட்டால் நான் உண்டு கொள்வேன், உணவு கிடைக்கவில்லை என்றாலோ, இல்லை தேவையில்லை என்று நினைத்தாலோ உணவின்றியும் இருந்து கொள்வேன் என் உடல் பார்த்துக்கொள்ளும்" என்று உங்களுக்கு உங்-கள் உடலின் மேல் ஒரு 'கண்ட்ரோல்' கிடைக்கும். ஒரு மனிதனுக்கு ஒரு நாளைக்கு ஒருவேளை சாப்பிட்டாலே போதும். நாம் தான் தேவை-யின்றி இரண்டு வேளை மூன்று வேளை 4,5,6 வேளை என்று சாப்-பிடுவதால் பல பிரச்சனைகள் வருகிறது; ஒரு வேளை சாப்பிடுவது முடியவில்லை என்றால் இரண்டு வேளை மட்டும் சாப்பிடலாம். நல்ல கொழுப்பு நிறைந்த உணவுகளை எடுத்துக்கொண்டால் அடுத்த வேளை சாப்பிடும் வரை நமக்கு பசி எடுக்காமல் இருக்கும். பசி எடுக்கும் சமயம் மட்டும் சாப்பிடுவதே சிறந்த முறை. நம் முன்னோர்களும் "பசித்தபின் புசி!" என்று கூறியுள்ளனர்; அதை நாம் பின்பற்ற வேண்டும்; ஒரு அரை மணி நேரம், ஒரு மணி நேரம் தாமதம் ஆனாலும் பரவாயில்லை பசித்த பின் சாப்பிடுவதே நல்லது.

நீரிழிவுக்கு நிரந்தர தீர்வு!

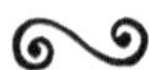

18

குறை மாவு நிறை கொழுப்பு!

அதெல்லாம் சரி டாக்டர், நன்றாக உண்டு சந்தோஷமாக இருக்கத்-தானே வாழ்க்கை! சாப்பிடாமல் பட்டினி கிடப்பது தவிர வேறு தீர்வு இல்லையா? என்றால் அதுவும் இருக்கிறது! குறை மாவுசத்து அதிக நல்ல கொழுப்பு (LCHF - லோ கார்போஹைட்ரெட் High Fat) என்னும் உணவு முறையே அது. அதாவது குறைந்த அளவு மாவுசத்து, மிதமான அளவு (தேவையான அளவு) புரதம் மற்றும் அதிகமான நல்ல கொழுப்பு நிறைந்த உணவுகள் எடுத்துக் கொள்ளும் முறையே அது. இருந்தாலும் இந்த மாதிரி உணவு முறையுடன் இடை விரதம் இருந்து வந்தால் விளைவுகள் இன்னும் நன்றாக இருக்கும்.

எளிதாக சொல்லிவிடுவீர்கள், நீங்கள் மருத்துவர்! ஆனால் நடை-முறை படுத்துவது கடினம் அல்லவா? என்ற உங்கள் கேள்வி எனக்கு புரிகிறது. "எளிது, கடினம்" என்றால் என்ன என்று பார்ப்போம். பொது-வாக காலையில் 4 மணிக்கு எழுவது கடினம் ஆனால் 5 மணிக்கு புகைவண்டி ஏறி 'டூர்' போக வேண்டும் என்றால் எழுந்து விடுவோம் அல்லவா? முதலில் ஒரு விஷயத்தை என்ன என்றே முயற்சி செய்யா-மல் அது கடினம் அல்லது எளிது என்று வரையறுக்க கூடாது! அப்-படி செய்ய வேண்டும் என்றால் எளிது என்று நினைப்பது தான் நல்லது என்று 'சந்தீப் மகேஸ்வரி' என்னும் மிகப்பெரிய தொழிலதிபர் சொல்கி-றார். நாம் ஒரு விஷயத்தை எளிது என்று தீர்மானித்தால் அது எளிது

என்பதற்கு 1000 வழிகளை, 1000 காரணங்களை நம் மனம் சொல்லும்; அதுவே ஒரு விஷயத்தை கடினம் என்று நினைத்தால், அதே செயல் கடினம் தான் என்பதற்கு 1000 காரணங்களை நம் மனம் சொல்லும். இந்த மாதிரி உணவு முறை பின்பற்றுவது எளிது என்று முதலில் நம்-புங்கள்.

குறை மாவு நிறை கொழுப்பு முறையில் என்ன சாப்பிடலாம் என்ன சாப்பிடக்கூடாது என்று ஒரு சின்ன பட்டியல் கீழே கொடுக்கப்பட்-டுள்ளத.

சாப்பிடக்கூடியவை:

சைவம்

காய்கறிகள்
    தக்காளி
    கத்திரிக்காய்
    பாகற்காய்
    வெங்காயம்
    தண்ணீர் விட்டான் கொடி
    சாம்பல் பூசணிக்காய்
    வெண்டைக்காய்
    கேப்ஸிகம்
    சௌ சௌ
    வெள்ளரிக்காய்
    கருப்பு olive
    ப்ரோக்கோலி (பச்சை பூக்கோசு)
    பூசணிக்காய்
    முருங்கைப்பூ
    புடலங்காய்
    வாழைப்பூ
    வாழைத்தண்டு
    கோவைக்காய்

சுரைக்காய்

காலிபிளவர்

முள்ளங்கி

கொத்தமல்லி

புதினா

முட்டைகோஸ்

பச்சை மிளகாய்

கோசுகிழங்கு (டர்னிப்)

முருங்கைக்காய்

வெள்ளைப்பூண்டு

இஞ்சி

பட்டாணி

காளான்

மிளகு

கீரைகள்

கேரட்

நெல்லிக்காய்

அவோகேடோ

தேங்காய்

எலுமிச்சை பழம்

குருதி நெல்லி

ஆலிவ்

கொய்யாக்காய்

ஸ்ட்ராபெர்ரி

பாதாம் பருப்பு

பிரேசில் கொட்டைகள்

வால்நட்ஸ்

வேர்க்கடலை

ஹாசல்நட்ஸ்

மகாடமியா நட்ஸ்

சியா சீட்ஸ்

பிளாக்ஸ் சீட்ஸ்

ஹெம்ப் சீட்ஸ்

எள் விதைகள்
நெய்
வெண்ணை
தேங்காய் எண்ணெய்
தயிர்
பாலாடைக்கட்டி
ஆப்பிள் சீடர் வினிகர்
யோகர்ட் (yoghurt)
மூலிகைகள்
கடல்பாசி

அசைவம்

நாட்டுக்கோழி
கோழி முட்டை
மட்டன்
வாத்துக்கறி

சாப்பிடக்கூடாதவை (மற்றும் சாப்பாட்டில் குறைக்க வேண்டியவை)

வெள்ளை சர்க்கரை
வெல்லம்
பனை வெல்லம்
அரிசி
கோதுமை
ரவை
மைதா
ஓட்ஸ்
பார்லி
சோளம்
பிரட், பிஸ்கட், கேக் போன்ற பேக் செய்யப்பட்ட உணவுகள்
சிறுதானியங்கள்

சேமியா

பால்

உருளைக்கிழங்கு

பீன்ஸ்

பழங்கள் மற்றும் உலர் பழங்கள்

எண்ணையில் பொறிக்கப்பட்ட உணவுகள்

பிஸ்சா

பாஸ்தா

பர்கர்

ஐஸ் கிரீம்

சாக்லேட்கள்

தேன்

செயற்கை இனிப்பூட்டிகள் (artificial sweeteners)

பாம் ஆயில் (palm oil)

சூரியகாந்தி எண்ணெய்

டால்டா

பேக் செய்யப்பட்ட உணவுகள்

பழச்சாறுகள் மற்றும் கரும்பு சாறு

செயற்கை குளிர்பானங்கள் (கோலா)

இளநீர்

19

மன அமைதி மற்றும் உடற்பயிற்சி

"மன அமைதி கிடைத்திடவே
தினமும் தியானம் செய்திடுவோம்
கணம் உடலில் குறைத்திடவே
தினமும் உடற்பயிற்சி செய்திடுவோம்"

தியானம்

"மனம் இருந்தால் மார்க்கம் உண்டு". நம் மனம் நாம் சொல்வதை கேட்க வேண்டும். மனம் அமைதியாக இருந்தால் தான் அது சாத்தியம். மன அமைதிக்கு தொன்றுதொட்டு நாம் பின்பற்றும் ஒரு சிறந்த முறையே தியானம்.

தியானம் செய்யும் முறை

தினமும் காலை எழுந்தவுடன் காலை கடன்கள் ஆனதும் ஒரு அமைதியான இடத்தில் முதுகு தண்டு நேராக இருக்கும் விதம் அமர்ந்து கொண்டு மூச்சை கவனிக்க வேண்டும். எண்ணங்கள் ஏதேனும் எழுந்-தால் அவற்றை கவனிக்காமல் திரும்ப மூச்சின் மீது கவனத்தை கொண்டு வர வேண்டும். இப்படியே ஒரு சில நிமிடங்கள் தினமும் செய்து வர மனம் அமைதியாகும்.

தியானத்தால் வரும் பலன்கள்:

மன உளைச்சல் குறையும்; ஞாபக சக்தி கூடும்; உங்களைப் பற்றி உங்-
களுக்கே முழுதாய் தெரியவரும்; உடல் ஆரோக்கியம் பெறும்; மற்றும்
பல. "தியானம் செய்வதற்கு எல்லாம் நேரமே இல்லை!" என்று சிலர்
கூறுவர் இல்லை இல்லை பலர் கூறுவர்! தினமும் 5 நிமிடமாவது செய்-
யுங்கள். தினமும் ஒரு 5 நிமிடங்கள் உங்கள் ஆரோக்கியத்திற்காக உங்-
களால் செலவிட முடியவில்லை என்றால் அது மிகவும் கவலைக்குரிய
நிலை. பிறகு படிப்படியாக 5 என்பதை பத்தாக்கி 15 ஆக்க முயற்சி-
யுங்கள். 'ஓவர் நைட்'ல யாரும் 'ஒபாமா ஆக' போவதில்லை. "கன்-
சிஸ்டென்சி ஸ் தி கி" - "முயற்சி திருவினையாக்கும்" என்பது சிறிது
திருத்திக்கொள்ள வேண்டும் - "நிலையான முயற்சியே திருவினையாக்-
கும்!"

உடற்பயிற்சி

தினமும் உடற்பயிற்சியும் செய்ய வேண்டும். நடப்பது, ஓடுவது, ஆடுவது,
நீச்சலடிப்பது, குதிப்பது போன்ற பயிற்சிகள் 20 நிமிடங்கள்; தண்டால்,
உட்கார்ந்து எழுவது (சிட் அப்ஸ்), புல் அப்ஸ் (pull ups) போன்ற
பயிற்சிகள் 20 நிமிடங்கள் என்று தினமும் 30-40 நிமிடங்கள் வாரம்
5 முறை செய்து வர உடல் ஆரோக்கியமாகும்; தேவையற்ற கொழுப்பு
கரையும்; ரத்த ஓட்டம் அதிகரிக்கும்; மன உளைச்சல் குறையும்; மற்றும்
பல. மேலும் சாப்பிட்டபின் ஒரு மணி நேரம் கழித்து சில நிமிடங்கள்
நடந்தால் ரத்த சர்க்கரை அளவு குறைவதாக ஆய்வுகள் சொல்கிறது.

உடற்பயிற்சி ஒரு தொடக்கமே

ஆக உடற்பயிற்சி என்பது காலையில் மட்டுமோ மாலையில் மட்டுமோ
செய்துவிட்டு பிறகு நாள் முழுவதும் அசையாமல் உட்காரலாம் என்று
அர்த்தம் இல்லை. உடற்பயிற்சி என்பது ஒரு தொடக்கம்; அந்த நாள்
முழுவதும் உங்கள் உடலை சுறுசுறுப்பாக வைத்துக்கொள்ள தயார்
செய்வதே உடற்பயிற்சி ஆகும்! லிப்ட் உபயோகிக்காமல் படிக்கட்டு-

களை உபயோகப்படுத்தலாம்; ஓரிரு பேருந்து நிறுத்தம் முன்பே இறங்கி இலக்கை நடந்தே அடையலாம்; இரு சக்கர வாகனம் பதில் மிதிவண்டி மிதிக்கலாம்; உடற்பயிற்சி செய்ய நேரமில்லை என்று கூறுவோருக்கு நான் சொல்லும் கருத்து - உடலை நீங்கள் ஒழுங்காக பயிர்க்கவில்லை என்றால் உடல் உங்களுக்கு ஒரு நல்ல பாடத்தை பயிர்த்துவிடும்! தினமும் சில நிமிடங்கள் உங்கள் உடலுக்கு ஒதுக்குங்கள். ஆரோக்கியம் என்னும் மிகப்பெரிய பொக்கிஷத்தை எளிதாக பெறும் வழி அது.

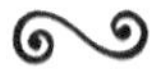

20

உறக்கம்

⟡⟡⟡

தூக்கம் என்பது மிக முக்கியமான ஒரு தேவை. தூங்கும் போது உடல் தன்னை தானே சுத்திகரிக்கும், மனமும் தன்னை தானே சுத்திகரிக்கும் மற்றும் நினைவுகள் எல்லாம் மூளையில் முறைப்படுத்தப்படும். அடுத்த நாளை சுறுசுறுப்புடன் அணுக தேவையான அளவு ஆழ்ந்த உறக்கம் தினமும் அவசியம். ஒரு சராசரி நபர் 7-8 மணி நேரம் வரை உறங்க வேண்டும். குறைந்த பட்சம் 6 மணி நேரம் ஆவது நன்றாக ஆழ்ந்து தூங்க வேண்டும். தியானம் உடற்பயிற்சி செய்வதன் மூலம் தூக்கம் மேம்-படும்.

தூக்கம் மேம்பட 5 டிப்ஸ்

1. கைபேசி, கணினி, தொலைக்காட்சி பெட்டி போன்ற இயந்திரங்கள் மூலம் வரும் நீலக்கதிர்கள் தூக்கத்தை தரும் "மெலடோனின்" (melatonin) எனும் ஹார்மோனை குறைக்கும் என்பதால் தூங்குவதற்கு சில மணிநேரம் (குறைந்தபட்சம் 2 மணி நேரம்) முன் அவற்றை காணாமல் இருப்பது நல்லது.

2. அடுத்த நாளில் என்ன செய்ய போகிறோம் என்பதை எழுதி வைத்து விட்டு தூங்குவதன் மூலம் தூக்கம் நன்றாக வரும்.

3. இறைவனுக்கு (அல்லது இயற்கைக்கு) நன்றி கூறிவிட்டு தூங்குவது இன்னும் நல்ல தூக்கத்தை கொடுக்கும்.

4. தூங்கும் அறை அமைதியாகவும் இருட்டாகவும் இருக்கும் படி
செய்தால் இன்னும் நன்றாக மெலடோனின் என்னும் ஹார்மோன்
மூளையில் சுரக்கும்; நல்ல தூக்கம் வரும். "eye மாஸ்க்" அணிந்து
"ear பிளக்" அணிந்தும் தூங்கலாம்.

5. பகல் நேரத்தில் தூங்காமல் இருப்பது நலம்; இடையில் தூக்கம்
வந்தால் மதியம் 3-4 மணிக்குள், ஒரு 15 நிமிடம் பவர் நாப்
(power nap) செய்யலாம். காக்கா குளியல் என்பது போல அது
ஒரு "அரை தூக்கம்". 20 நிமிடம் மேல் தூங்கினால் அன்றைய
இரவு தூக்கம் பாதிக்கப்படும்.

புதிய விடியல்

Let மீ சிங் another குட்டி ஸ்டோரி

தேவையான அளவு அறிவுரை சொல்லியாச்சு இப்ப திரும்ப ஒரு குட்டி கதை சொல்றேன்.. (திரும்பவுமா ? your mind voice ;))

ஒரு நாள் ஆறு குருடர்கள் ஒரு இடத்திற்கு சென்றார்கள். அங்கே ஒரு குருடர் "இங்கே ஒரு பெரிய சுவர் இருக்கிறது" என்று சொன்னார்; இன்னொருவர் "இங்கே ஒரு பாம்பு இருக்கிறது. ஜாக்கிரதையாக இருங்கள்!" என்று சொன்னார்; மற்றொருவர் "இங்கே ஒரு பெரிய விசிறி இருக்கிறது. நன்றாக காற்றும் வருகிறது. இங்கே வாருங்கள்" என்று மற்றவர்களிடம் சொன்னார்; இன்னொருவரோ "இங்கே பெரிய திருமலை நாயக்கர் மஹால் தூண் ஒன்று இருக்கிறது" என்றாராம்; 5ஆம் நபர் "இங்கே ஒரு நீளமான பைப் உள்ளது" என்று சொன்னாராம்; 6ஆம் நபர் "இங்கே ஒரு மிக கூர்மையான ஒரு ஆயுதம் ஒன்று உள்ளது. கவனமாக இருங்கள்!" என்று சொன்னார். ஒரு வழிப்போக்கன் அவர்களை பார்த்து பரிதாபப்பட்டு அவர்களிடம் வந்து கனிவாக பேசி நீங்கள் எல்லாம் சற்று விலகி இருங்கள் "நீங்கள் ஒரு யானைக்கு மிக அருகில் நின்று கொண்டு இருக்கிறீர்கள்!" என்று கூறினார். இதற்கும் நம் தலைப்புக்கும் என்ன சம்பந்தம் என்று தானே யோசிக்கிறீர்கள். நம் தற்கால மருத்துவமும் நீரிவு நோயை இப்படி தான் கிட்டத்தட்ட பார்க்கிறது என்பது துரதிர்ஷ்டவசமான ஒரு விஷயம். ரத்தத்தில் சர்க்கரை அதிகம் ஆகிவிட்டது என பார்க்கிறது, சர்க்கரை குறைக்க மாத்திரை கொடுக்கிறது; ரத்தத்தில் கொழுப்பு அதிகம் என்று பார்க்கிறது, கொழுப்பை குறைக்கும் மாத்திரை கொடுக்கிறது; பீபி அதிகம் என அறிந்தும் அது குறைக்கும் மாத்திரை கொடுக்கிறது; தைராய்டு

பிரச்னை என்றதும் தைராய்டு மாத்திரை கொடுக்கிறது; இவ்வாறாக வாழ்க்கை முறை தவறால் வரும் நோய்களை தனித்தனியாக பிரித்துப்பார்த்து தனித்தனியாக மருத்துவம் பார்ப்பது கிட்டத்தட்ட 6 குருடர்கள் கதை தான். ஏன் அவ்வாறு பார்க்கபடுகிறது என்று பார்க்கலாம்.

வாழ்நாள் முழுக்க டயப்பரேவா?

ஒரு மருந்து மார்க்கெட்டுக்கு வரும் முன் ஆராய்ச்சிகள் நடக்கிறது. ஆராய்ச்சிகளை பெரும்பாலும் செய்வது மருந்து கம்பெனிகள் தாம்; ஒரு நோய் எப்படி வருகிறது? என்ன செய்தால் குணமாகும்? என்று சரியான முறையில் ஆராய்ச்சி செய்தால் முடிவுகள் சரியாக வரும். அதுவே ஒரு நோயை குணப்படுத்த அல்லது கண்ட்ரோல் செய்ய (குணம் என்றால் ஒரே ஒரு முறை தான் அந்த மருந்து வியாபாரம் ஆகும்; அதுவே "கண்ட்ரோல்" என்றால் திரும்ப திரும்ப வியாபாரம் ஆகும்) எந்த மருந்தை தயாரிக்கலாம்; தயாரித்து பயன்படுத்தலாம் என்ற முறையில் ஆராய்ச்சிகள் நடந்தால் இப்படி தானே முடிவுகள் வரும். அந்த முடிவுகளின் அடிப்படையில் தான் மருத்துவ புத்தகங்கள் எழுதப்படுகின்றன; அந்த புத்தகங்களை வைத்து தான் வருங்கால மருத்துவர்கள் உருவாக்கப்படுகின்றனர். பிறகு மருத்துவர்கள் அறையில் ஊடுருவும் மருந்து விற்கும் ரெப்கள் (விற்பனை பிரதிநிதிகள்) அந்த மருந்துகளை விற்க செய்யும் வித்தைகள் பல. 10000 மாத்திரைகள் ஒரு மாதத்தில் எழுதினால் அயல்நாட்டு ட்ரிப் இலவசம் என்பது, 5000 மாத்திரைகள் எழுதினால் இலவச மருத்துவ உபகரணங்கள் என்பது; ஏன் மருத்துவ ரெப்களை உள்ளே அனுமதித்தால் போதும் ஒரு பவுண்டன் (fountain) பேனா, பேப்பர் வெயிட், லெட்டர் பேடு என்று இலவசமாய் அள்ளி தந்து விடுவது. திரும்பிய பக்கம் எல்லாம் அவர்களுடைய மருந்தின் பெயர் தெரியும்படி செய்து விடுவது; பிறகு ஏன் அந்த மருத்துவர் அந்த மருந்துகளை பரிந்துரைக்காமல் இருக்க போகிறார்?!

அப்ப மருந்து மாத்திரைகளே எடுக்க கூடாதா? வெறும் வாழ்க்கை முறை மட்டும் போதுமா? என்றால் அதற்கு ஒரு உதாரணம் சொல்கிறேன். குழந்தைகளுக்கு டயப்பர் போடு-கிறோம் சிறுநீர் போவது சொல்ல தெரியவில்லை, அடக்க முடியவில்லை என்பதால் போட்டு விடுகிறோம்; ஆனால் படிப்படியாக வளர வளர டயப்பர் உபயோகம் குறைந்து-விடும்; பிறகு ஒரு கட்டத்தில் டயப்பரே தேவையில்லை என்னும் நிலை வந்து விடும் அல்லவா? அதே போல வாழ்க்கை முறை தவறால் வரும் நோய்களுக்கு வாழ்க்கை முறை மாற்றமே (திருத்தமே) தீர்வாகும். எனினும் நோயின் தன்மையை (severity) பொறுத்து மருந்துகளை பரிந்து-ரைக்கலாம்; வாழ்க்கை முறை மாற்றங்களும் ஆரம்பிக்க-லாம்; படிப்படியாக ரத்த (சர்க்கரை அளவு, கொலஸ்ட்ரால் அளவு, பீபி, தைராய்ட் அளவு) அளவுகள் குறைய குறைய மாத்திரை "டோஸ்"களை குறைக்கலாம்; பிறகு ஒரு கட்-டத்தில் மருந்து மாத்திரையே தேவை இல்லாத நிலைமை வரும். (இவை எல்லாம் தகுந்த மருத்துவ ஆலோசனை பெற்று தான் செய்ய வேண்டும்) இதை விடுத்து வாழ்நாள் முழுக்க டயப்பர் போடும் குழந்தையாக இருக்க போகிறீர்-களா? என்று நீங்களே தீர்மானித்துக் கொள்ளுங்கள்.

யாருக்கு லாபம்?

நீரிழிவை சரியான வழியில் நீங்கள் அணுக வில்லை என்-றால்... நீங்கள் சர்க்கரை இனிப்பு சாப்பிடும் போது உங்கள் வாயில் உள்ள பற்கள் சேதம் அடைய ஆரம்பிக்கும், பற்-பசை (Tooth paste) கம்பெனி காரனுக்கு லாபம்; பல் டாக்டருக்கு லாபம்; சர்க்கரை வியாபாரிக்கு, பேக்கரி கடை காரருக்கு லாபம்; உள்ளே சென்ற இனிப்பு கொழுப்பாக மாற்றி எடை போடுவீர்ள், எடை குறைக்க ஜிம் போவீர்கள், ஜிம் காரனுக்கு லாபம்; எடை குறைக்க நீங்கள் உபயோ-கிக்க போகும் உபகரணங்கள் செய்யும் கம்பெனிகளுக்கு லாபம்; ஹெர்பல் தயாரிப்புகள் (Herbal Products) கம்-

பெனிக்கு லாபம்; வாயில் இருந்து வயிற்றுக்கு போனபின் சர்க்கரை மற்றும் இனிப்புகளால் வரும் வயிற்று உபாதைகளினால் வயிறு ஸ்பெஷலிஸ்ட் டாக்டருக்கு லாபம்; ஆசனவாய் பாதிக்கப்பட்டு அதை ஆபரேஷன் செய்யும் டாக்டருக்கு லாபம்; சிறுநீர் கிருமி தொற்று வந்து அதை சிகிச்சை செய்யும் யூராலஜிஸ்ட்-கு லாபம்; 'circumcision' செய்யும் நிலை வந்தால் இன்னும் நிறைய லாபம்; சில வருடங்களில் இதய நோய் வந்து இதய டாக்டருக்கு லாபம்; "இதயம் நன்றாக இருக்க" என்று விற்கும் எல்லா வகை எண்ணெய்களை வாங்கும் போது அந்த கம்பெனிக்காரனுக்கு லாபம்; கிட்னி கெட்டு போக கிட்னி டாக்டருக்கு லாபம்; டியாலிசிஸ் நிலை வந்தால் வாழ்நாள் முழுவதும் லாபம்; சர்க்கரை நோய் நிபுணருக்கு வாழ்நாள் முழுவதும் லாபம்; மருந்து கம்பெனிக்காரனுக்கு கொள்ளை லாபம்; கால் புண் வந்து அதை குணப்படுத்த உதவும் டாக்டருக்கு லாபம்; அதை குணப்படுத்த முடியாமல் போனால் அதை அறுக்கும் டாக்டருக்கு லாபம்; தலைக்குள் இருக்கும் மூளையில் ஏற்படும் பக்க வாதம் முதல் உங்கள் உடம்புக்கு அடியில் இருக்கும் புண்பட்ட பாதம் வரை என்ன நடந்தாலும் லாபம் தான். யாருக்கு? யாருக்கோ... ;) .

யாருக்கு நஷ்டம்?

உணவு முறை தவறால் வந்த ஒரு வினையை, உணவு முறையில் கவனம் செலுத்தாமல், மருந்தால் பயன் பெறலாம் என்று நம்பி மாதாமாதம் மாத்திரை வாங்கி, இன்சுலின் வாங்கி மருத்துவமனைக்கும், மருந்துக்கடைக்கும் நடையாய் நடந்து, கலர் கலர் ஆக மாத்திரை போட்டும் பல பக்க விளைவுகள் உடலில் தாங்கி, "சுகர் பீபி இன்னும் குறையலேயே!" என்று மருத்துவரிடம் திட்டும் வாங்கி, உடல் சுறுசுறுப்பு எல்லாம் இழந்து உத்வேகம் எல்லாம் குறைந்து, மருத்துவத்துக்கு காசு கொடுத்து கொடுத்து சொத்தும்

கரைந்து, உறுப்புகள் ஒவ்வொன்றாய் சேதம் அடைந்து, உடலும் கெட்டு, மனமும் கெட்டு பல பாதிப்புகளுக்கு உள்ளாகி விடும் உங்களுக்கு தான் நஷ்டம்! வெறும் நஷ்டம் என்று கூட சொல்லி விட முடியாது; அது ஒரு பேரிழப்பு! வாழ்க்கை வாழ்வதை விட்டு விட்டு உங்கள் ஒட்டு மொத்த வாழ்க்கையை நீரிழிவுக்கு அடகு வைப்பதை போன்றது.

பூப்பாதையா? சிங்கப்பாதையா?

எல்லாரும் சாப்பிடுவது போல மிக எளிதாக சோறு, ரொட்டி, சப்பாத்தி என்று செய்து சாப்பிடுவது எளிது; அதுவே பூப்பாதை. அதுவே கடைகடையாக தேடிச்சென்று ஒவ்வொன்றாக பார்த்து பார்த்து நிறைய காய்கறிகள் வாங்கி விதவிதமாக சமைத்து சாதம் ரொட்டி மிக மிக குறைத்து, பருப்பும் நல்ல கொழுப்பும் அதிகம் சேர்த்து, ஒவ்வொரு உணவும் கவனமாக தேர்ந்தெடுத்து, விரத நேரம் போக மீதி நேரத்தில் மட்டும், நொறுங்க நல்லா மென்று மென்று ஆற அமர சாப்பிடும் முறை சிங்கப்பாதை!

நீங்கள் போகப்போவது பூப்பாதையா? சிங்கப்பாதையா?

෧

புதிய விடியல்

எல்லாம் படித்து விட்டு எப்போதும் போல தினசரி செய்வதையே செய்ய போவோருக்கு அறியாமை என்னும் இருள் நீடிக்கும். தற்காலிக தீர்வு போதும் என்று நினைப்போருக்கு இந்த புத்தகம் எந்த வித தீர்வையும் கொடுக்கப்போவதில்லை. நிரந்தர தீர்வு தேவை என்பவருக்கும் இந்த புத்தகம் எதுவும் செய்யப்போவதில்லை;). இந்த புத்தகத்தில் சொல்ல பட்டத்தை சரியென நம்பி சொன்னவற்றை பின்பற்ற யார் ஆரம்பிக்கிறார்களோ, அவர்களுக்கு தான் ஒரு புது விடி-

யல்! ''ஆட்டு மந்தையில் இருந்து கூட்டமாக வெளி வரும் ஆடு நான் அல்ல'' என்று உணர்ந்தோருக்கு இந்த புத்தகம் நிரந்தர தீர்வு தரும்; புது விடியல் தரும்!

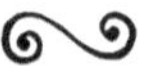

உணவு அட்டவணை

1 வாரத்திற்கான மாதிரி உணவு அட்டவணை - சைவம்

	காலை (11 AM)	மாலை (7 PM)
திங்கள்	திணை அரிசி - 200 grams சாம்பார் - 1 cup வெண்டைக்காய் பொரியல் - 1 cup வெள்ளரிக்காய் - 6 pieces, தயிர்	அடை தோசை - 2 தேங்காய் சட்னி வெங்காயம் + தக்காளி (Raw) 6 Pieces
செவ்வாய்	சாமை அரிசி veg பிரியாணி - 1 கப் ரைத்தா	கருப்பு கொண்டைக்கடலை 200 grams வெங்காய பூண்டு சட்னி வெள்ளரிக்காய் - 6 pieces

1 வாரத்திற்கான மாதிரி உணவு அட்டவணை - சைவம்

	முளைகட்டிய தானியங்கள் 1 cup	
புதன்	ராகி ரொட்டி - 2 தால் fry - 1 cup வெள்ளரிக்காய் தயிர்	திணை இட்லி - 3 சாம்பார் வெங்காயம் + தக்காளி (Raw) 6 Pieces
வியாழ ன்	வரகு அரிசி காய்கறி பருப்பு கூட்டு கத்திரிக்காய் பொரியல் வெள்ளரிக்காய் - 6 pieces, தயிர்	கம்பு அடை - 2 வெங்காய தக்காளி ரைத்தா வேகவைத்த காய்கறிகள் 200 கி

1 வாரத்திற்கான மாதிரி உணவு அட்டவணை - சைவம்

வெள்ளி	கம்பு சாதம் செட்டிநாடு புளி curry முளைகட்டிய தானியங்கள் 1 cup வெள்ளரிக்காய் - 6 pieces, தயிர்	பச்சை பயறு தோசை - 2 தக்காளி சட்னி வதக்கிய காலிஃபிளவர் (6 பூக்கள்)
சனி	கருப்பு கவுனி அரிசி - 200 கி மோர் கொழம்பு வறுத்த சோயா சங்க்ஸ் வெள்ளரிக்காய் சாலட்	பச்சைப்பயறு சுண்டல் - 200 கி புதினா சட்னி வெங்காய தக்காளி ரைத்தா

உணவு அட்டவணை

1 வாரத்திற்கான மாதிரி உணவு அட்டவணை - சைவம்

ஞாயிறு	திணை அரிசி தக்காளி முளைகட்டிய தானியங்கள் 1 cup ரைத்தா, சாலட்	பச்சைப்பயறு+உளுந்து இட்லி - 2 புதினா சட்னி வேகவைத்த காய்கறிகள் 100 கி

1 வாரத்திற்கான மாதிரி உணவு அட்டவணை - அசைவம்

	காலை (11 AM)	மாலை (7 PM)
திங்கள்	திணை அரிசி - 200 grams சாம்பார் - 1 cup வெண்டைக்காய் பொரியல் - 1 cup வெள்ளரிக்காய் - 6 pieces, தயிர் வேகவைத்த முட்டை - 1	வேக வைத்த சுண்டல் - 200 கி பொறிக்கப்பட்ட மீன் - 4 துண்டுகள் Mixed Salad

1 வாரத்திற்கான மாதிரி உணவு அட்டவணை - அசைவம்

செவ் வாய்	சாமை அரிசி veg பிரியாணி - 1 கப் ரைத்தா முளைகட்டிய தானியங்கள் 1 cup வேகவைத்த முட்டை - 1	சிக்கன் கிரில் 4 துண்டுகள் வெள்ளரிக்காய் சாலட் தயிர்
புதன்	ராகி ரொட்டி - 2 சிக்கன் curry 1 கப் வெள்ளரிக்காய் தயிர்	வேகவைத்த சர்க்கரைவெள்ளிக்கிழங்கு - 1 துண்டு 2 முட்டை ஆம்லெட் தயிர்

1 வாரத்திற்கான மாதிரி உணவு அட்டவணை - அசைவம்

வியா ழன்	வரகு அரிசி veg தால் கூட்டு கத்திரிக்காய் பொரியல் பொறிக்கப்பட்ட மீன் - 4 துண்டுகள் வெள்ளரிக்காய், தயிர்	அடை தோசை - 1 புதினா சட்னி வெள்ளரிக்காய் சாலட் கம்பு ஆடை - 2 வெங்காய தக்காளி ரைத்தா வேகவைத்த காய்கறிகள் 200 கி
வெள் ளி	கம்பு சாதம் செட்டிநாடு புளி curry முளைகட்டிய தானியங்கள் 1 cup சிக்கன் பெப்பர் fry	வேர்க்கடலை 200 கி வேகவைத்த மரவள்ளிக்கிழங்கு - 1 துண்டு தயிர்

1 வாரத்திற்கான மாதிரி உணவு அட்டவணை - அசைவம்

	வெள்ளரிக்காய், தயிர்	
சனி	கருப்பு கவுனி அரிசி - 200 கி மீன் curry வறுத்த சோயா சங்க்ஸ் வெள்ளரிக்காய், தயிர்	முருங்கைக்காய் சூப் - 150 கி சோயா கட்லெட், வேகவைத்த முட்டை தயிர்
ஞாயிறு	திணை அரிசி தக்காளி முளைகட்டிய தானியங்கள் 1 cup	பச்சை பயறு தோசை - 2 தக்காளி சட்னி பழங்கள்

1 வாரத்திற்கான மாதிரி உணவு அட்டவணை - அசைவம்

	ரைத்தா தந்தூரி சிக்கன் - 4 துண்டுகள் சாலட்	

www.ingramcontent.com/pod-product-compliance
Lightning Source LLC
Chambersburg PA
CBHW021112130726
47988CB00003B/995